歯科医院経営
実践マニュアル

歯科医院を簡単にタタんではいけない

～次世代に承継する歯科医院経営～

税理士法人ネクサス代表社員
税理士　角田祥子　著

株式会社ノースアイランド代表取締役
税理士　嶋　敬介　著

クインテッセンス出版株式会社　2010

Tokyo, Berlin,Chicago, London, Paris, Barcelona, Istanbul, Milano, São Paulo, Moscow, Prague, Warsaw, New Delhi, Beijing and Bukarest

●はじめに

〈歯科医師平均年齢50歳の時代〉

近年、診療所に従事する歯科医師の平均年齢は上がり続け、現在、その平均年齢は50歳を超えています〔図表参照〕。ここから垣間見えることは、どのようにリタイアするべきかを考える年代に入っている歯科医師が多いという現状です。

では、リタイアを迎える多くの歯科医師の方に十分な備えがあるかというと、ほとんどの先生はそうとは限りません。

現在、50代以上の歯科医師はその昔、開業時の難しさはありながらも、比較的よい時代を過ごし、徐々に環境が厳しくなる中、設備投資をし、スタッフを雇用し、歯科医院を成長させてきました。その半面で、可処分所得が年々減少してきたことは否めません。また、個人の生活では、住宅ローンや教育等に多くの資金が必要であったために、あまりストックのない状態が続いている先生方も、多くおられるのが実態といえそうです。

〈廃業への道のり・承継への道のり〉

ところが、そのような状態にあっても、リタイアを含むライフプランをそれほど真剣に

診療所に従事する歯科医師の平均年齢の推移

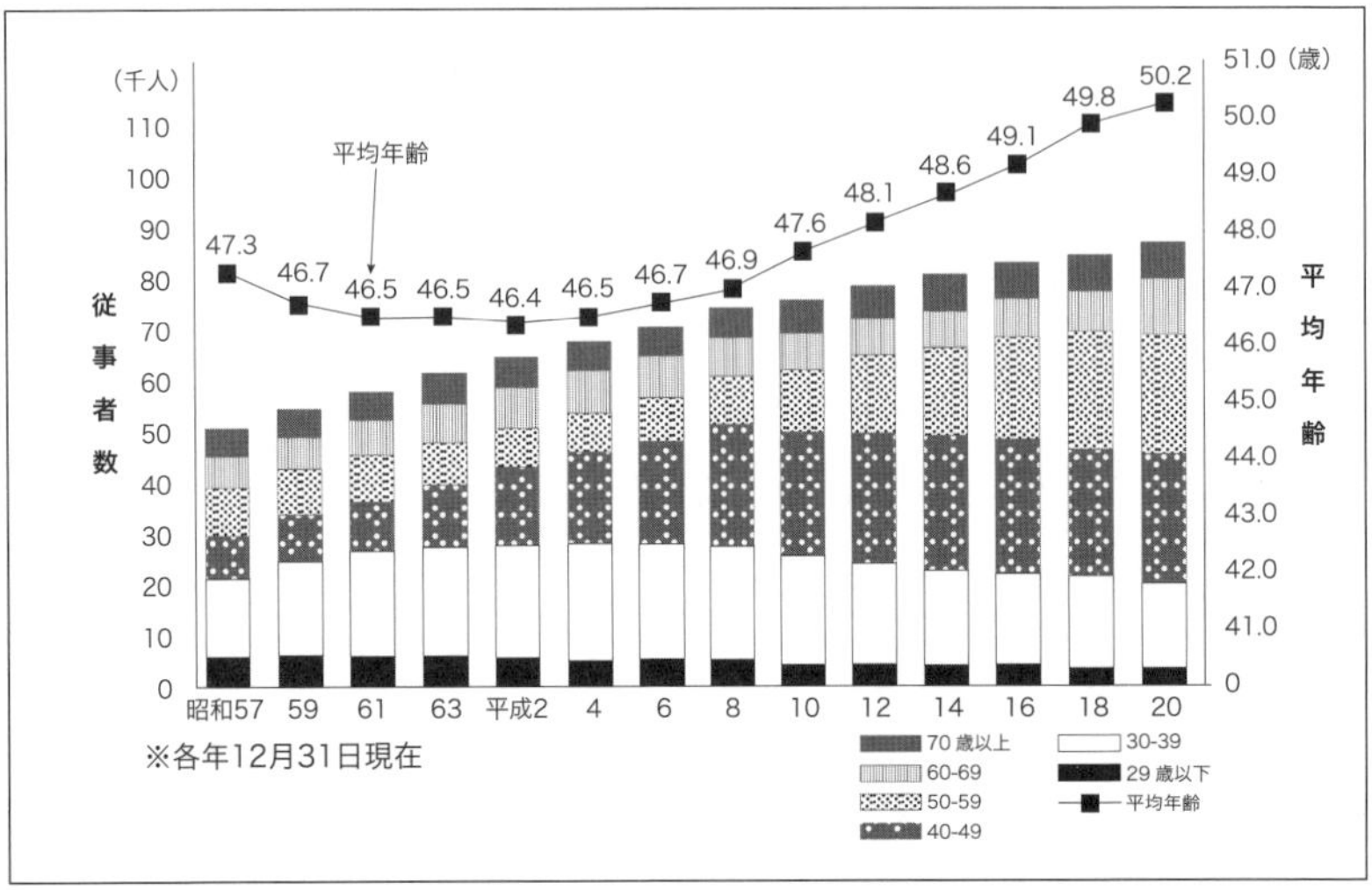

考えている方はあまり多くありません。さらには、医院を誰かに承継しようと計画して、医院経営をしておられる方もそれほど多くはありません。

せっかく経営してきた医院を廃業せずに存続することができれば、それに越したことはありません。なぜなら、廃業にはコストがかかりますが、存続することは価値を生むからです。さらに廃業への道のりと、存続、つまりバトンタッチへの道のりは、その過程が大きく異なります。

＜計画なきところに備えなし＞

院長の体力・気力は年齢とともに低下します。それとともに患者数が減少し、業績が右肩下がり、人員も削減せざるを得なくなり、ひいては医院に活気もなくなって、ますます患者さんが離れていくという悪循環に陥ってしまいます。その結果、業績が悪化し、結局リタイアする準備も十分整っていないまま、廃業せざるを得なくなる、というのが廃業への多くの道のりです。

一方、バトンタッチしようとすると当然ながら、医院経営に取り組む姿勢も長期展望のもとに行おうとします。子供にせよ、第三者にせよ、医院を承継しようとすると、医院を承継するだけの価値あるものにしなければなりません。古くなった設備は更新し、スタッフも育成し、たゆまなく経営を改善しようとする努力を払います。

このように、バトンタッチしようとする場合と廃業しようとする場合とでは、それまでに至る経営がまったく異なったものになります。

その上、歯科が〝修復から予防の時代〟に入った今日、患者さんサイドから見ますと、歯科医院は地域のファミリードクターとして、かかりつけ医として、なくてはならない存在になりつつあります。

そのため、この患者さんたちを引き継ぐことが、歯科医院の重要な役割になってきています。親子での歯科医院の承継であれ、他人への承継であれ、患者さんに安心してもらうために、医院を承継していくことは、より重要性を帯びてきているといえます。

〈開業したらリタイアまでを考える〉

こう考えていきますと、リタイアの方法を考えることは、経営の方法を考えるということだと気づかれたことでしょう。さらに、リタイアを考える時期は、リタイアが近くなってからではなく、できるだけ早い年代であることが必要だと、気づかれたと思います。

＜何もしなければ問題山積＞

今、少し立ち止まってこれからの人生とどう向き合い、医院と患者さんをどう継いでいくのかをしばし考えてみてください。

そして、その考えを実現するための事業承継には、子供たちが円満な相続をするための事前の準備、相続税がかかる場合の税金対策、個人医院の場合と医療法人の場合の承継方法の違いなどがあり、また第三者へ譲渡する場合にはその方法や問題点等々、それぞれのケースで、後継者の育成からバトンタッチの時期や方法まで、時間をかけて準備することがたくさんあることに気づきます。

以前よりこのような問題意識を持っていたところ、ファイナンシャルプランナーの第一人者として、歯科医師のライフプランを数多く手がけている、同じ想いを持たれていた税理士の嶋　敬介氏と共著するに至り、ライフプランと事業承継の幅広い観点から問題に取り組み、本書をまとめることができました。本書がこれらの問題に対する解決の糸口となり、一人でも多くの歯科医師の先生方にとって、ハッピーリタイアメントを迎えるための準備の一助になることを願ってやみません。

さらに、本書が計画的な事業承継を見据えることを通じて、歯科医院の活性化につながれば、著者として望外の喜びです。

最後に、本書の編集に当たっては、税理士の松岡永能氏をはじめ税理士法人ネクサスの仲間の皆さんには多大な尽力をいただきました。また、株式会社ノースアイランドの岩永慶子さんには、本書の構成やまとめにわたって、終始尽力していただきました。また、長年にわたり歯科医院のチームワークの指導を担っておられる蔵満正樹氏には、コラムを担当いただき、事業承継がさらに多面的とらえていただけるようになりました。心より感謝の意を表します。

平成22年10月20日

税理士法人ネクサス代表社員
税理士　角田　祥子

●もくじ

序章

歯科医師のリタイアとは何か

1 受身的リタイアではダメ

先生はいつ頃リタイアをお考えですか?

この問に答えたくない先生方は、少なくないのではないでしょうか。

後継者がいる場合には「まだまだ、息子には任せておけませんよ」と答えられるかもしれません。

後継者がいない場合は「まだまだ、健康なうちは十分働けますから……。それに、患者さんを見捨てるわけにはいかないでしょう」とおっしゃるかもしれません。

いずれにしても、リタイアについてそれほど真剣に考えている方が多いとはいえないのが実情です。

とはいえ、子供が歯科医師になっている場合は、子供にバトンを渡す時期がくるわけですから、自ずと自分のリタイアを見据えなければなりません。

問題は、後継者がいない場合です。後継者が決まっていない場合、本人はまだまだ働けると思っています。ですから、リタイアの時期やリタイアの方法を具体的に考えるのは、まだズーっと先だと思ってしまうのです。

しかし、院長の年齢とともに、気がつけば患者さんが高齢化してきています。それだけでなく、院長の体力・気力の低下とともに患者さんが減少し、業績が右肩下がりになり、スタッフも削減せざるを得なくなります。

当然ながら、医院に活気もなくなり、ますます患者さんが離れてしまうという悪循環に陥ってしまいます。業績が悪化し、歯科医院が回っていかないような状態になり、結局、リタイアする準備も十分整っていないまま、廃業せざるを得なくなる、というケースがあり得ます。

これは、リタイアの意味を単に〝退職〟や〝引退〟と、ネガティブにとらえた結果であり、計画的なリタイアを考えていなかったからに他なりません。

自ら望まない引退には、たとえば病気や事故などの突発的な原因による医院の閉鎖等が考えられるのですが、そのような突発的な事態に遭遇した場合でさえも、それらのリスクに対する何らかの〝備え〟があれば、それさえも想定内のことになってくるのです。

2 リタイアをパラダイムシフトすると……

リタイアをむしろポジティブにとらえ、どのようなリタイアをし、どのようにネクストステージを拓いていくのかを考える機会だと認識すれば、医院経営の長期的見方ができるのです。人生の長期展望があれば安心して診療にも打ち込めます。

リタイアメントプランとは、人生の長期展望を可能にするため、さらにセカンドライフを充実するためのプランニングということができます。その中に医院経営のクロージング方法を組み入れることが、よりよい医院経営と、よりよい人生経営の、いずれをも実現することにほかならないのです。

リタイアを「働けなくなって辞める」という無計画な受身的リタイアとするのではなく、「働かなくなって辞める」計画的リタイアと考えると、リタイアの時期やリタイアの方法を、自分で自由に決められることになります。

「今までできなかったことは何か」「これからやりたいことは何か」を考えて実行計画を立てる、そのためにも計画的リタイアをすることが必要な時代がきたといえます。まさにリタイアメントに対して、発想の転換、パラダイムシフトが必要な時代がきたのです。

3 計画的リタイアメントのすすめ

リタイアメントプランを実行するためには、それまでに一体何をしておかなければならないのかを明確にしなければなりません。

資金の準備や健康維持、後継者の育成、医院価値の増大など、医院の承継計画の準備には事欠きません。

(1) ライフプランで考える

自分でリタイアメントプランを考えるにあたっては、まずやりたいこと、やってみたいことを、アットランダムに書き出してみることです。

次に、それらに優先順位をつけていきます。その際、やっぱり止めておこうとか、不必要だと思ったことは省いていただいて結構です。

その上で、それらの項目を時間軸の中に落としていくのです。たとえば、何年の（何歳の）何月頃にはAをする、何年の何月頃にはBをする……といった具合です。そして、それらの項目（ライフイベント）を実行するために必要となる資金を、その下に記入していきます。

やりたいことが鮮明になり、そのために必要な資金やスキルが明確になってくると、それらを本当に実行できるか否かの判断をするために、キャッシュフロー表を作成します。キャッシュフロー表については次章で説明しますので、ここでは割愛しますが、資金が不足したり、余裕（ゆとり）がなくなってくるようであれば、イベントの見直しが必要になってきます。

見直しとは、イベントを延期するか、目標を下げるか、中止するかの選択肢を考えることです。それらの整合性がとれたら、初めてリタイアの時期の検討に入ります。つまり、リタイアの時期は自らが決定することになるのです。

⑵　歯科医院の事業承継から考える

リタイアメントプランの中で、歯科医院経営の持つ意味を重要なものとするためには、計画的リタイアによって一時金をいかに受け取ることができるように準備しておくか、ということが必要です。

つまり、「その時がくれば、まあ何とかなるだろう」というのではなく、リタイア後のキャッシュフローを補う収入源を何に求めるかを、事前にしっかり検討しておくことが大事なのです。

働き続けた場合の収入に見合う一時金を準備するためには、個人事業主の退職金制度としての小規模企業共済の給付金を受けることなどいくつかの方法があり、これらの準備も大切です。しかし、歯科医院の売却やM＆A、あるいは事業承継といった方法によることも、これからは考えなくてはなりません。

そのためには、それまでに歯科医院の価値を少しでも高めておく必要があります。医院の価値を高めておけば、当然、売却等で受け取る金額も増加することになるからです。

これらの詳細につきましては、後で説明しますのでここでは触れませんが、ただいえることは「計画的リタイア」だからこそ、リタイアの時期も計画することができ、リタイアの後の必要額が試算可能になるのです。

自らが歯科医師としての医院の終了する時期を決めるからこそ、その時期からの必要額を知ることができ、それまでに何らかの方法で、その必要額を準備する手段を検討することができます。

次章以下で、具体的にリタイアやライフプランについて解説し、成功するためのノウハウを提示していくことにします。

第1章

なぜライフプランは必要なのか

1　ライフプランはいつから始めるべきか

(1)　ライフプランの作成は早いほどいい

「ライフプラン」とはいったい何でしょうか。改めて聞かれると、ひと言でしっくりいく説明をするのはなかなか難しい面があります。もちろん、「人生設計」といった訳的解説はできるのですが、人生におけるライフプランニングの重要性を理解してもらうのにはまだまだ不十分です。

教科書的に説明をするとすれば、さしずめ「人生におけるさまざまなライフイベントを実現するために、各々のライフデザインをベースとしたゴール（夢や希望）に向かってその方法を検討していくこと」とでもいうことができます。つまり、ライフプランとはライフデザインをどうやって具体化するかを意味するともいえます。

しかし、ライフデザインは個々人の人生観や価値観にもとづいているので、一般論としてひと言で表現するのは難しいといえます。したがって、ライフプランを考えるためには、人生と真剣に向き合う必要があります。今までの人生を振り返り、自らの人生観と向きあうところから、真のライフプランづくりは始まるのです。

過去を振り返るからこそ見えてくる未来もある……そういう意味では、ライフプランの作成は早ければ早いほどいいといえます。

(2) ライフプランはなぜ必要なのか？

私たちは、今「人生90年」時代を生きています。平成21年の日本の平均寿命は、男性79・59歳、女性86・44歳と、世界でもトップクラスの長寿国を保持しています。一時問題になった行方不明高齢者のデータは、統計には反映されていませんので、この数値は将来の余命を考える上においても十分に参考にできる数値です。

しかし、長寿化傾向にある寿命の一方で、日本経済になかなか明るさが見いだせない現在、急速な少子高齢化は、年金や医療などの公的制度に対しても大鉈を振るわざるを得ない状況が訪れています。

一昔前までは「医師にさえなれば一生安泰」というイメージがありましたが、実際、私たちが相談をお受けする相談者（医師）のケースを見ていると、残念ながらそうとも言い切れない時代が到来しているようです。

医院の廃業や資産の枯渇など、止むを得ない状況に陥った相談者の話をうかがうと、大半の方がその時々を「何とかなる」で対処してこられたようです。成り行きに任せていたのでは「何とかならない時代」を上手に生き抜くためには、中長期の人生設計が必要で、この人生設計を描くために「ライフプラン」の重要性が今、改めて問われています。

同時に、ライフプランを構築する上においてセカンドライフを見据えた「リタイアメントプラン」は、とくに重要な位置づけにあり、医院を経営する場合、できるだけ早いうちから承継方法などの選択肢を定めておくことが、結果的に老後の収支にも大きく影響することになってきます。

「今まで歩んでいた軌跡を今後どう活かすのか？」

「次世代にどのように受け継ぐのか？」

変化の激しい時代だからこそ、目先のやりくりだけにとらわれることなく、軸となるライフデザインを描き、実行につなげたいものです。

(3) 環境の変化を把握する

個人を取り巻く環境は、この30年間で大きく変わってきました。歯科医師を取り巻く環境も、ご周知のとおり近年、大きな変革期を迎えています。

ライフプランを構築するためのステップとしては、こうした自身を取り巻く環境の現状や変化を十分に把握しておくことが大切です。状況を把握することで、ライフプランの重要性がより明確になり、前向きに考える力がみなぎってきます。次項では、将来の分析のためにも今一度、ライフプランの作成に関する現状を確認しておくことにしましょう。

2 歯科医師を取り巻く環境の変化を追う

(1) 歯科医師過剰による需給バランス

歯科医師の数は、２０００年と２０１０年を比較すると、約1割増加していますが、その間、診療平均単価は医療制度の改革で逆に減少しており、最近では競争激化にともなう淘汰的要素の強い倒産や廃業も増えています。

厚生労働省の調査によると、２００７年度の歯科医師の推定平均年収は約７４０万円となっており、国民の平均年収よりは高いものの、医師資格を得るまでの先行投資が必要であることを考慮すると、実質的な収入としては、けっして高額とはいえない状況になっています。

このような歯科医院経営の悪化にともない、子供を将来歯科医師にしようと考える親の数も減少傾向にあるようです〔図表1参照〕。

(2) 歯科医院の倒産が増えている

帝国データーバンクの調査による『病院・診療所・歯科医院の倒産件数の推移』を見る

〔図表1〕 将来歯科医師数の試算結果

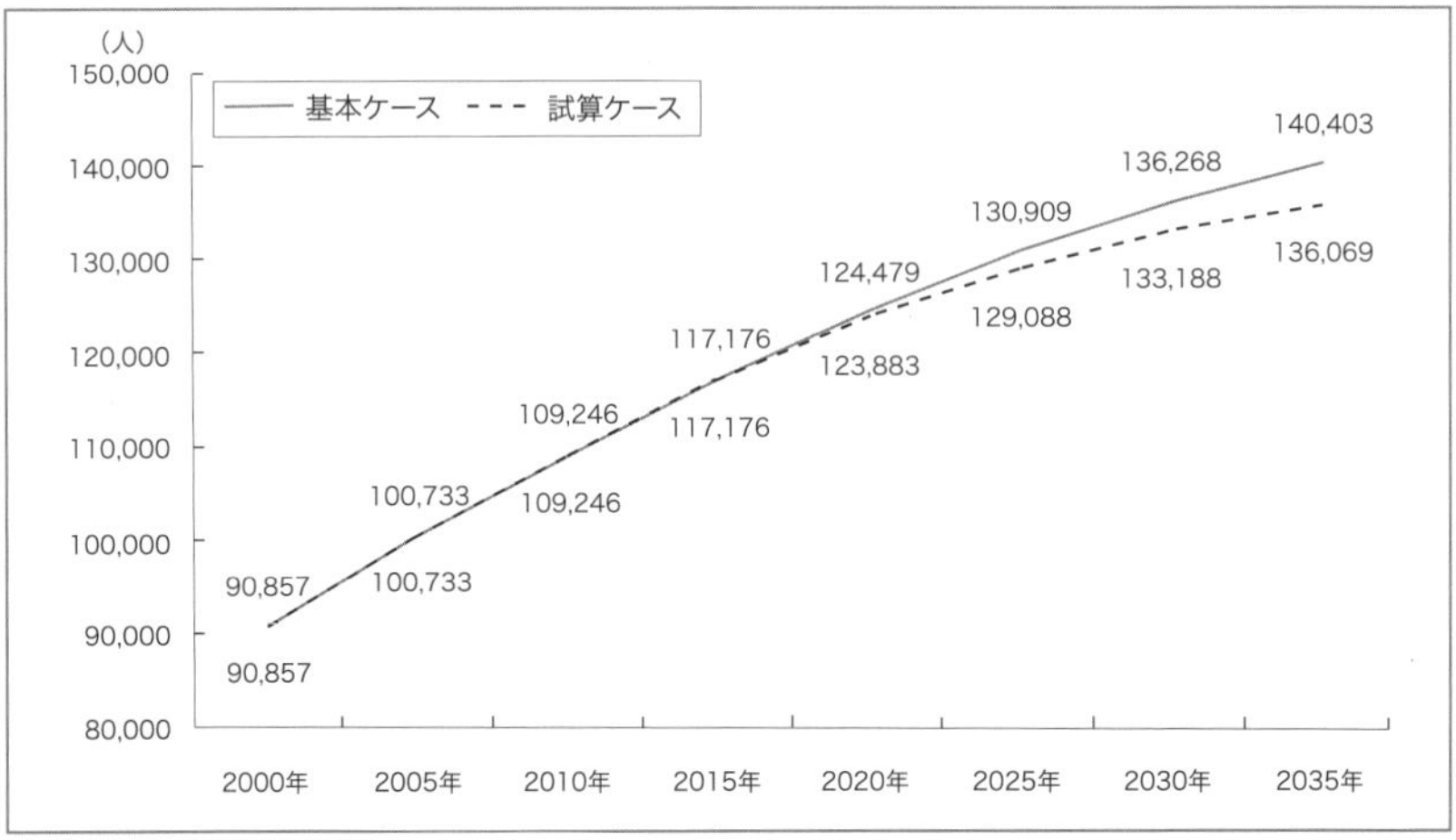

出所：財団法人日本総合研究所
平成 16 年 3 月　歯科医業経営の将来予測

〔図表2〕 病院・診療所・歯科医院の倒産件数推移

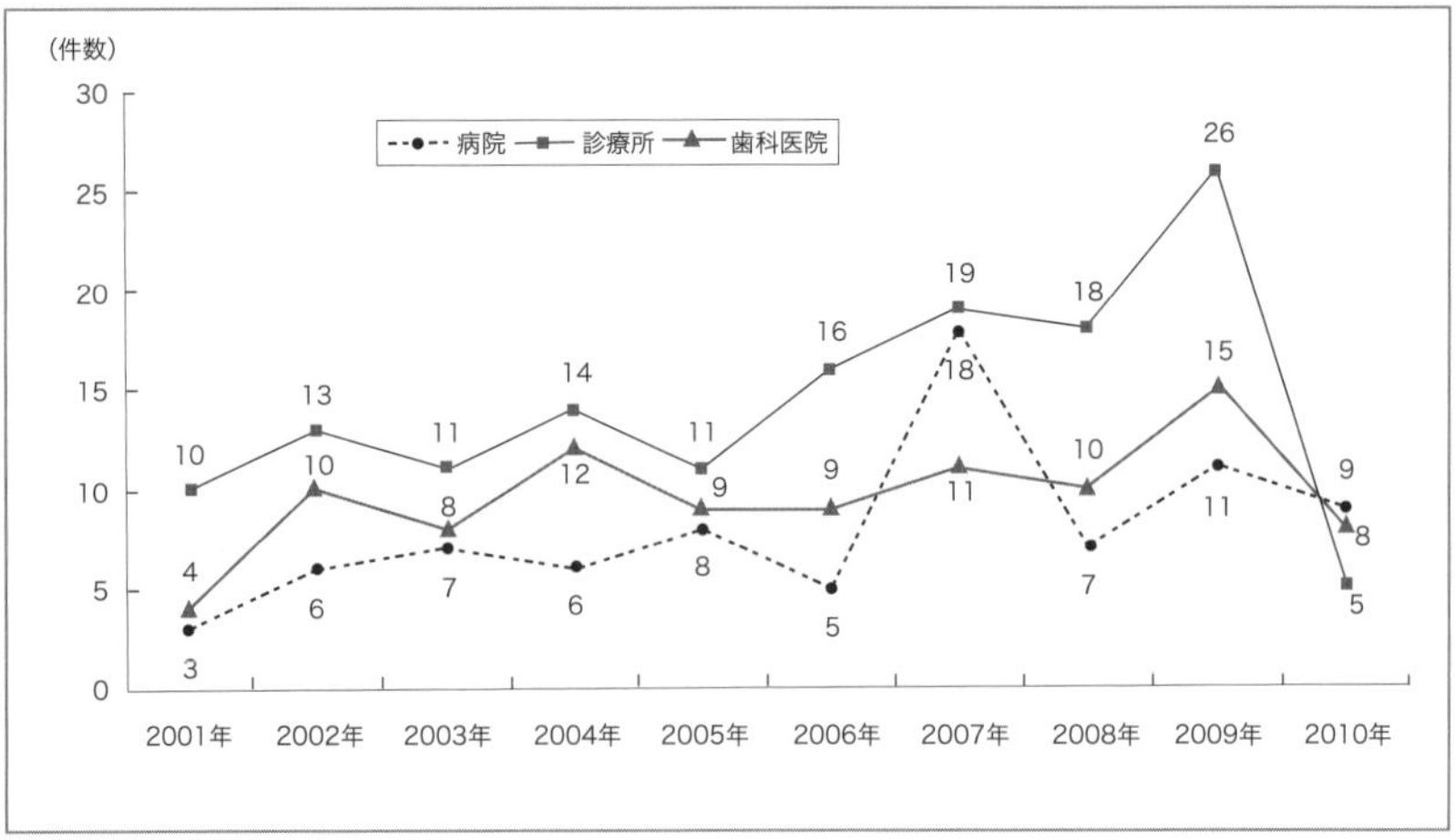

出所：帝国データバンク
平成 22 年 1 月　老人福祉事業者・医療機関の倒産動向調査

〔図表３〕　医療施設数の推移

	2001年	2002年	2003年	2004年	2005年	2006年	2007年	2008年
病　院	9,238	9,211	9,168	9,082	9,032	8,968	8,874	8,801
一　般診療所	93,839	94,808	95,942	96,836	97,819	98,313	99,357	99,578
歯　科診療所	64,162	64,999	65,728	66,453	67,030	67,313	67,735	68,075

出所：厚生労働省　各年７月末現在

〔図表４〕　負債額の動向

	老人福祉事業者		病　院		診療所		歯科医院		医療機関合計	
負債額	件　数	構成比	件　数	構成比	件　数	構成比	件　数	構成比	件　数	構成比
１億円未満	68	66.7%	0	0.0%	29	22.8%	35	49.3%	64	24.1%
～５億円未満	21	20.6%	12	17.6%	68	53.5%	31	43.7%	111	41.7%
～10億円未満	3	2.9%	13	19.1%	20	15.7%	3	4.2%	36	13.5%
～30億円未満	6	5.9%	29	42.6%	10	7.9%	2	2.8%	41	15.4%
30億円以上	4	3.9%	14	20.6%	0	0.0%	0	0.0%	14	5.3%
未　詳	-	-	3	-	11	-	17	-	31	-
合　計	102	100.0%	71	100.0%	138	100.0%	88	100.0%	297	100.0%

出所：帝国データバンク
平成22年１月　老人福祉事業者・医療機関の倒産動向調査

と、２００９年は過去最高の倒産件数となっており、要因としては診療所と歯科医院の倒産が増加したことがあげられます〔図表２参照〕。

両施設は、病院とは対照的に年々施設数が増加しており、歯科医院は業歴15年未満が全体の50％以上を占めています。需給問題の悪化は、廃業を超えて倒産を招く事態へと深刻化しているといえます〔図表３参照〕。

(3) 歯科医院の抱える負債は……

歯科医院の負債額調査を見てみると、１億円未満が49・３％、１億円から５億円未満が43・７％と、ほとんどの医院が５億円を下回っているものの、推定平均年収からの割合を考えると、けっして低いとはいえない金額です〔図表４参照〕。

いくらかの負債を残して、子供へ医院を承継する場合には、今後の返済プランも含めての承継プランニングがたいへん重要となってきます（Ｐ38参照）。

3 個人を取り巻く環境の変化

(1) 年金制度の変革と将来の所得代替率

リタイア後の収入の中心といえば、まずは年金(老齢年金)が頭に思い浮かびます。昨今、何かと暗い話題の多い公的年金ですが、公的年金制度がもつ最大の課題は、本格化する少子高齢社会で、世代間扶養をベースとした制度運営をいつまで維持していけるのか、ということです。

日本の場合、公的年金制度において国民が負担している保険料は、将来の自分のために積み立てておく「積立方式」ではなく、現在の年金受給者のために仕送りする「世代間扶養」という仕組みになっています。

しかし、先進諸国でも類を見ないスピードで少子高齢社会がすすむわが国では、受け取る側の長寿化がすすむ一方、支える側の若い人たちが増えていかないため、現在、現役世代2・8人が1人の高齢者を支えているのに対して、平成50年には現役世代1・5人で1人の高齢者を支えることになると予測されています。この状況は、今後ますます深刻化する見通しです(図表5参照)。

〔図表5〕　年金制度の変革と将来の所得代替率

世代間扶養とは……「現役世代」が「リタイア世代」へ仕送りする仕組み（賦課方式）

保険料を将来の自分のために積み立てるのではなく、現役世代が負担する保険料は現在の年金受給者が受け取る。今後支え手となる若い世代が増えていかないと、年金財政は苦しくなる

昭和50年
現役世代**8.5人**で
1人の高齢者を支える

平成21年
現役世代**2.8人**で
1人の高齢者を支える

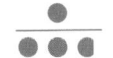

平成50年
現役世代**1.5人**で
1人の高齢者を支える

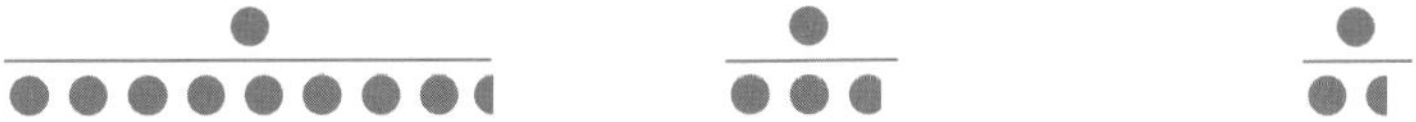

※現役世代：15～64歳の人口、高齢者：65歳以上の人口
（出典：国立社会保障・人口問題研究所　日本の将来推計人口（平成18年12月推計））

■所得代替率　年金月額÷手取り賃金

（単位：万円）

世帯累計	平成21年度水準				平成50年度水準			
	世帯の所得月額	世帯1人あたりの年金月額	夫婦合計年金月額	所得代替率	世帯の所得月額	世帯1人あたりの年金月額	夫婦合計年金月額	所得代替率
夫のみ40年間就労	35.8	11.1	22.3	62.3%	62.6	15.7	31.4	50.1%
40年間夫婦共働き	57.8	14.0	27.9	48.3%	101.3	20.2	40.4	39.9%
男子単身者（40年間就労）	35.8	15.7	-	43.5%	62.6	23.0	-	36.7%
女子単身者（40年間就労）	22.1	12.2	-	55.3%	38.7	17.4	-	45.0%

※世帯所得はボーナス込みの年収の月額換算手取り賃金
※平成50年度水準の年金額および世帯の合計所得は、物価で現在価値に割り戻した値

このままでは破綻へ向かう年金制度を何とか維持しようと、現在、年金保険料負担の増額や受給年齢の引き上げ、物価や賃金が上昇したときには支給額も上昇させるスライド支給率の見直しなど、あらゆる施策が打たれはじめています。

歯科医師の大半は、国民年金保険への加入となっていますが、老齢基礎年金は現状でも40年間保険料を納めた場合の満額支給額は年間79万２１００円と、それだけでリタイア後の生活費を確保することは、大変難しい状況になっています。リタイア後のプラスアルファの収入源を何で得ていくのかを考えておくことは、もっとも重要なプランニングだといえるでしょう。

(2)　シニアを取り巻く増税への道

税金にも注目が必要です〔図表６参照〕。

過去10年間に高齢者に関する増税がすすみました。身近な所得税の増税ということでは、平成15年度税制改正の「配偶者特別控除の上乗せ部分の廃止」で、改正前は配偶者控除と配偶者特別控除がダブルで最高76万円控除できたのが、上乗せ部分の廃止によって、最高でも38万円の配偶者控除となりました。

所得税率が10％とすると、３万８０００円、30％では11万４０００円もの増税になるのです。実際には、翌年の平成16年分の所得税から影響が出ています。平成17年はリタイア

〔図表6〕

税制改正

	所得税
平成16年	配偶者特別控除（上乗せ部分）廃止
平成17年	公的年金等控除（上乗せ部分）廃止
	老年者控除（50万円）廃止
	住宅ローン減税段階的縮小
	中古住宅ローン減税適用対象拡大
平成18年	定率減税縮小
	耐震改修による特別税額控除
平成19年	定率減税廃止
	４段階の累進課税→６段階の累進課税
	損害保険料控除の廃止
	地震保険料控除の創設
	住宅のバリアフリー改修促進税制の創設
平成20年	住宅の省エネ改修促進税制の創設
平成21年	住宅ローン減税の拡充・延長
	長期優良住宅にかかる税額控除制度の創設
	住宅リフォームにかかる税額控除制度の創設

後の高齢者にとって大変重い増税となりました。

公的年金等にかかる雑所得の計算で用いる「公的年金等控除額の65歳以上の上乗せ部分の廃止」および「老年者控除の廃止」も問題です。65歳以上で年金収入が２６０万円以下の人を例にとると、そのときの所得税率で計算しても、１年で７万円もの増税となりました。今後も消費税の改正なども含め、シニア世代に突入後も、税金とはかかわりの深い時代がすでに到来しているのです。

ただし、一方でリタイア後の準備には、税制の優遇を受けることができる制度も複数用意されています。税金に敏感になることで、逆に税制を味方につけたプランニングを検討してみることが重要になってきます。

(3) 金融市場の変遷と資産の運用

戦後の日本経済は力強く回復し、オイルショックや円高といった苦境を乗り越えながらも着実な成長を遂げてきました。

その間、株式市場は、個別銘柄間の格差や中短期的な市場変動はもちろんあるものの、長期で保有すれば一般的には右肩上がりの上昇を期待することができました。土地についても、〝土地神話〟という言葉さえ生まれるほど、経済成長とともに地価も安定的に上昇していったのです。金利についても同様で、長期国債や金融債などの流通利回りの基準は〝5％〟前後で推移していました。

当時は、わざわざ投資や運用を行わなくても、歯科医師会の年金積立や郵便局の定額貯金にさえ預けておけば、自ずと資産が増える時代でした。しかし、バブル経済崩壊以降は一転して低成長時代に突入し、たとえば長期国債10年ものの流通利回りについては、現在5％はおろか1％前後での推移が長い間続いているのが現状です。

株式市況や投資用不動産なども、長期間保有さえしていれば右肩上がりで上昇する時代はすでに終焉し、リタイア後の収入補てんを目的とする資産運用は、より慎重に、より吟

〔図表7〕 **金融市場の変遷**

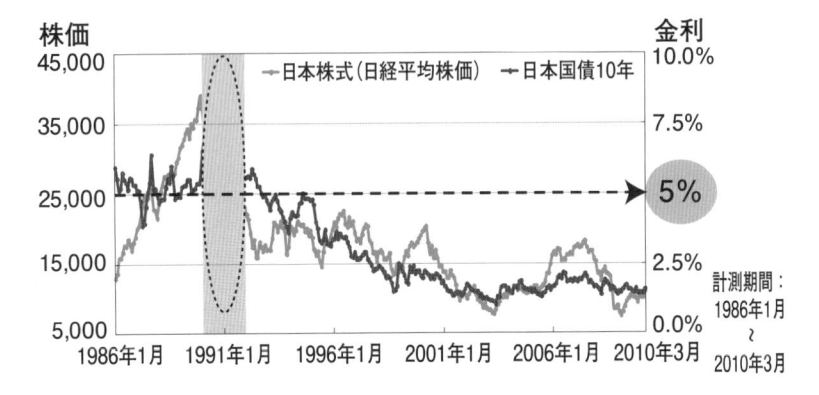

バブル崩壊以前

・日本は戦後の力強い成長が継続し、中長期的には５％が１つの平均的な投資目標
・株式市場や不動産市場は、長期に保有すれば長期金利を上回る利回りが得られる

近　年

・低成長時代に突入し、長期金利は恒常的に低位な水準で推移。株式指数は、中短期的には上昇局面があるものの、長期保有で十分な投資利回りを確保するのが難しい環境が続く
・デリバティブ市場の創設やインターネットの普及により、個人が低い取引費用で株・為替商品などを迅速に売買することが可能となった。幅広い情報の入手が可能となり、投資商品の選択肢も広がった
・しかしながら、「大きな投資リスクを避けつつ、長期にわたって投資することで５％の利回りを獲得する商品」の選択肢は、むしろ減少している

味して行う必要性が増してきています。

(4) 介護の現状と今後

日本に公的介護保険制度が導入されて、平成22年の4月で丸10年を迎えました。

一生元気で長生きできることに越したことはありませんし、誰もが健常な状態が続くものと想定した将来を考える傾向にあるようですが、深刻な高齢化社会へとすすむ中、介護はけっして他人事ではなくなってきています。

〔図表8〕　介護が必要な高齢者の増加予測

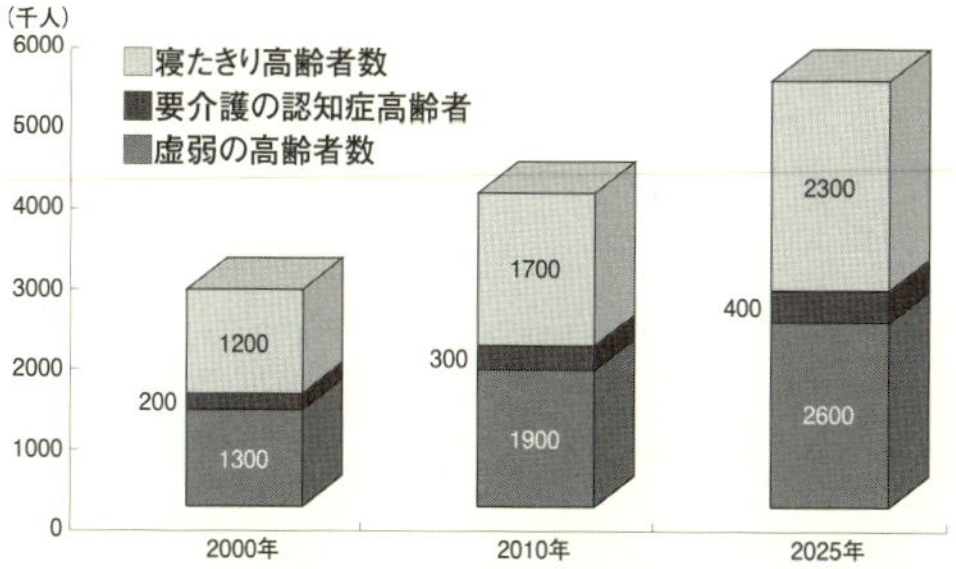

1999年度厚生省「厚生白書」

歯科医院を経営している場合、できるかぎり現役を継続していくことは素晴らしいことなのですが、万一、何の承継準備や売却計画も持たずに、突如として介護状態に陥った場合には、廃業するしか道がなくなってしまい、その後の家族の生活設計が大きく狂ってしまうということは、実際に起こり得るのです。

したがって、リタイア後のプランニングをつくる際には、このような万一の際への対応策（備え）をも含めて考えておくことが重要になってきます。

4 キャッシュフロー分析をする

プランシート

14年	15年	16年	17年	18年	19年	20年	21年	22年	23年	24年	25年
79歳	80歳	81歳	82歳	83歳	84歳	85歳	86歳	87歳	88歳	89歳	90歳
77歳	78歳	79歳	80歳	81歳	82歳	83歳	84歳	85歳	86歳	87歳	88歳
79	79	79	79	79	79	79	79	79	79	79	79
79	79	79	79	79	79	79	79	79	79	79	79
158	158	158	158	158	158	158	158	158	158	158	158
626	628	629	631	633	635	637	639	641	643	645	647
626	628	629	631	633	635	637	639	641	643	645	647
-468	-470	-471	-473	-475	-477	-479	-481	-483	-485	-487	-489
488	21	-449	-921	-1,394	-1,869	-2,346	-2,825	-3,306	-3,789	-4,274	-4,761
21	-449	-921	-1,394	-1,869	-2,346	-2,825	-3,306	-3,789	-4,274	-4,761	-5,249
2,381	1,971	1,546	1,107	653	183	-295	-774	-1,255	-1,737	-2,222	-2,709
1,913	1,501	1,075	634	177	-295	-774	-1,255	-1,737	-2,222	-2,709	-3,198
4,244	3,966	3,671	3,359	3,030	2,683	2,316	1,929	1,520	1,089	634	155
3,777	3,496	3,199	2,886	2,555	2,206	1,837	1,448	1,037	604	148	-334

運用しない（=0%）場合、80歳で金融資産が枯渇!

年平均3%で運用した場合でも84歳で金融資産が枯渇!

年平均5%で運用した場合、90歳前まで金融資産が持続

〔図表9〕は、キャッシュフロー表と呼ばれるもので、現在の収支（収入と支出）と貯蓄残高を始まりとし、将来にわたっての収支と貯蓄残高の推移を数表にしたものです。

この事例は歯科医師の方が65歳で引退し、リタイア後は夫婦の老齢基礎年金とそれまでの蓄えを取り崩して生活を営むケースです。月々の生活費が50万円、貯蓄残高が7000万円、夫婦2人の老齢基礎年金の受給があるというと、十分に老後を楽しむことができそうに聞

〔図表9〕

歯科医のライフ

経過年数		現在	1年	2年	3年	4年	5年	6年	7年	8年	9年	10年	11年	12年	13年
夫公的年金		65歳	66歳	67歳	68歳	69歳	70歳	71歳	72歳	73歳	74歳	75歳	76歳	77歳	78歳
妻公的年金		63歳	64歳	65歳	66歳	67歳	68歳	69歳	70歳	71歳	72歳	73歳	74歳	75歳	76歳
イベント				妻 公的年金 受給開始											
収　入															
夫 公的年金	0.0%	79	79	79	79	79	79	79	79	79	79	79	79	79	79
妻 公的年金	0.0%			79	79	79	79	79	79	79	79	79	79	79	79
合　計		79	79	158	158	158	158	158	158	158	158	158	158	158	158
支　出															
生活費	0.3%	600	602	604	605	607	609	611	613	615	616	618	620	622	624
合　計		600	602	604	605	607	609	611	613	615	616	618	620	622	624
年間収支		-521	-523	-446	-447	-449	-451	-453	-455	-457	-458	-460	-462	-464	-466
金融資産	0.0%	7,000	6,479	5,956	5,511	5,063	4,614	4,163	3,710	3,255	2,799	2,340	1,880	1,418	954
貯蓄可能額		6,479	5,956	5,511	5,063	4,614	4,163	3,710	3,255	2,799	2,340	1,880	1,418	954	488
金融資産	3.0%	7,000	6,673	6.335	6,066	5,787	5,498	5,199	4,888	4,566	4,233	3,888	3,531	3,160	2,777
貯蓄可能額		6,479	6,151	5,889	5,619	5,338	5,047	4,746	4,433	4,110	3,775	3,428	3,068	2,697	2,312
金融資産	5.0%	7,000	6,803	6,594	6,456	6,309	6,153	5,987	5,811	5,624	5,425	5,215	4,993	4,757	4,508
貯蓄可能額		6,479	6,280	6,149	6,009	5,860	5,702	5,534	5,356	5,167	4,967	4,755	4,531	4,293	4,042

何を準備するか

生活費月50万円

物価は緩やかに上昇するものとする（上昇率0.3%に設定）

金融資産は７千万円

運用は０%、３%、５%の３パターンを設定

こえますが、図表でも確認できる通り、手元の蓄えを何も運用しなければ、夫が80歳時点でそれまでの蓄えでは枯渇してしまいます。これでは、65歳での引退は非常に難しいでしょう。資産のストックが豊富でも、いずれ月々の収入が基礎年金だけという現実が見てとれます。

では、リタイア後の収支を安定させるためには、今からいったい何を準備していけばよいのでしょうか。歯科医師という立場を活用できる手法はあるか、医院の価値を将来の収支にどう活かすことができるか……など、有効な手法を検討することは、将来の人生をも大きく左右することにもなってくるのです。

5 これからのリタイア──歯科医院をタタんではいけない

前ページのキャッシュフロー表でも確認したように、リタイアまでに一定の金融資産を準備できたとしても、その後が国民年金中心の収入だけでは、それまでの生活水準を維持していくことは厳しいというのが現実です。

支出面から見た場合には、生活スタイルや生活レベルの見直しなどが問われるのですが、ここでは収入面に焦点を当てて考えてみることにしましょう。

歯科医院の経営者がリタイア後も年金だけの収入ではなく、プラスアルファの収入がある安定生活を手に入れるための選択肢としては、

①完全リタイアする方法

②完全リタイアはしない方法

が考えられます。

これらをどう選び、いつから実行するかによって、結果は大きく異なってくるのです。いずれを選択するかを早い段階で決定し、計画的に実行できるか否かは、その後の人生に大きく影響を及ぼすことになります。

ただ誤解してほしくないのは、①の完全リタイアの選択肢が、できる限り長期間診療を続け、老化・体調不良・病気などといった意思以外の要因によって廃業に至る、という意味ではなく、売却やＭ＆Ａなどをリタイアメントプランニングの中の選択肢として包含する、ということなのです。

また②の場合も、どういった立場で医院と生涯かかわりを持ち続けるか、ということがもっとも重要になってきます。

①②のどちらのケースも廃業とは異なり、親族に承継するケース、他人を雇用する（または、その後に承継する）ケース、他人に医院を売却するケースで、それぞれの方法や時期については、お互いに感情がからんできますので、慎重に対処すべき問題だといえるでしょう。また、その時期や方法によっては、設備のリニューアルやリノベーションにかける金額などが異なってくることも考えられます。

いずれの選択肢を採るにしても、「いつの時点で医院の価値を最大にしておくか」がきわめて重要にテーマとなります。しかし、どんなケースでも、安定したキャッシュフローを得るための一番の選択は「医院はタタまないで、次世代に承継する」ということがポイントなのです。

〔図表10〕

事業承継と廃業の比較

	承継する		
	承継時点	価　値	医院経営の方法
テナントの内装	メインテナンスされ、内装も更新されている	価値がある	設備の更新をする
自己所有の建物	メインテナンスされ、内装も更新されている	売却して現金化できる。賃貸して収入が得られる	設備の更新をする
医療機器等の設備	次世代のための設備投資を行い、更新された状態	売却して現金化できる	メインテナンスしている
スタッフ	育成したスタッフの継続雇用が実現する	継続雇用 （人材育成）	人材育成ができる
患者さん	後継者のドクターがいるので、若年層の患者さんも安心して通院できる	のれん代 （社会貢献）	改善しながら積極的に経営

	廃業する		
	承継時点	価　値	医院経営の方法
テナントの内装	余計なお金もかけず、メインテナンスも行き届いていない	価値を生まず、取り壊し費用がかかる	老朽化しても、あまり手を入れられない
自己所有の建物	他業種に売却か賃貸	なかなか売却できない。賃貸できない	老朽化しても、あまり手を入れられない
医療機器等の設備	余計なお金もかけず、メインテナンスも行き届いていない	取り壊し費用がかかる	老朽化しても、あまり手を入れられない
スタッフ	廃業を考えているので、スタッフは育たない	スタッフが辞めていく	スタッフ育成ができない
患者さん	現院長の患者さんだけが通院しているので、患者さんも高齢化している	患者さんにもマイナス	経営に消極的 患者さん減少

6 ライフプランで事業承継が最重要課題に

リタイア後の3大要素は「お金」「健康」そして「生きがい」といわれています。ライフプラン上、事業を次世代へ承継するということは「お金」の面から大変重要なプランニングですが、それだけではありません。事業承継には、セカンドライフにおける「生きがい」や「社会貢献」の要素も同時に持ち合わせているのです。

現在、歯科医院は修復から予防の時代に入っています。地域のファミリードクターとして予防から修復、そしてメインテナンスまでと、かかりつけ歯科医として、地域の患者さんにとってなくてはならない存在になりつつあります。

それだけに、事業承継を行うことによって、患者さんを永続的にケアできる体制づくりはもちろんのこと、そこには一世代の「ゆりかごから墓場まで」のケアに留まらない、その子孫をも視野に入れた「ゆりかごから次のゆりかごまで」のケアが存在するのです。ライフプランニングには、それらを手に入れる力があります。

「お金」「人材育成」「社会貢献」と、どの観点から見ても事業承継はリタイアメントプランニング上の最重要課題であるだけに、できるだけ早い時期からの計画が望まれます。

世渡り鳥遺伝子・セルフチェック

人は 昔々 渡り鳥だったに違いありません!

さて、あなたは
どっちの遺伝子系ですか?

綱渡り鳥《ツナワタリドリ》

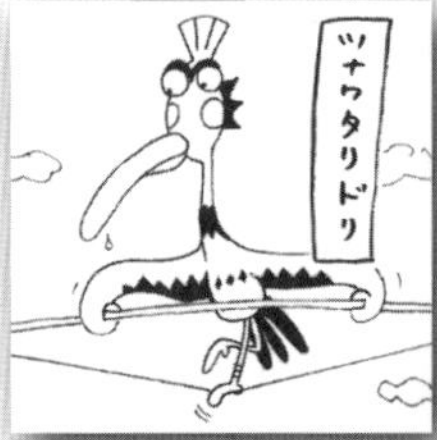

《ツナワタリ系》 VS 《ハシワタリ系》

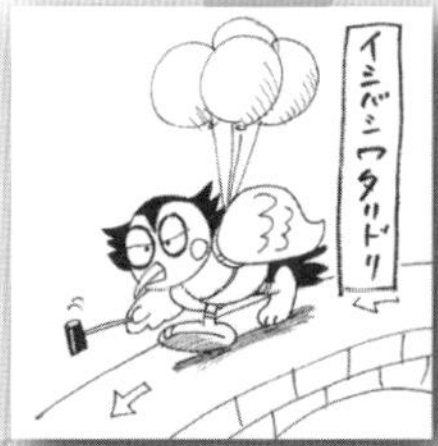

石橋渡り鳥《イシバシワタリドリ》

■特技：つなわたり。勇気ある挑戦か、無謀なる賭けかの判断は難しい。いずれにせよ、観客無しでは生息不能。

■思考行動パターン
常に、新しいものや変化することを好む。その他大勢と一緒になることを嫌う。アバウトで、得したくて、目立ちたくて、よく見せたくて、一か八か、一発逆転等に心惹かれる。発想の豊さ、面白さを期待されたり誉められたりすると、すぐに、木の上に登る。かなり、鈍感。

■特技：石橋をたたいて渡ること。往々にして、渡らないことがある。渡りをしないものは留鳥とも呼ぶ。

■思考行動パターン
どちらかと言えば、いつもと同じか労力の少ない方を選ぶ。環境の変化や、少数派になるのを嫌う。キチンとしたくて、損したくなくて、よく思われたくて、少しずつ進むことで満足できる。皆と一緒が前提で、具体的な指示があれば、地道をまっすぐ歩き始める。予想以上に、敏感。

世渡り鳥タイプ分類

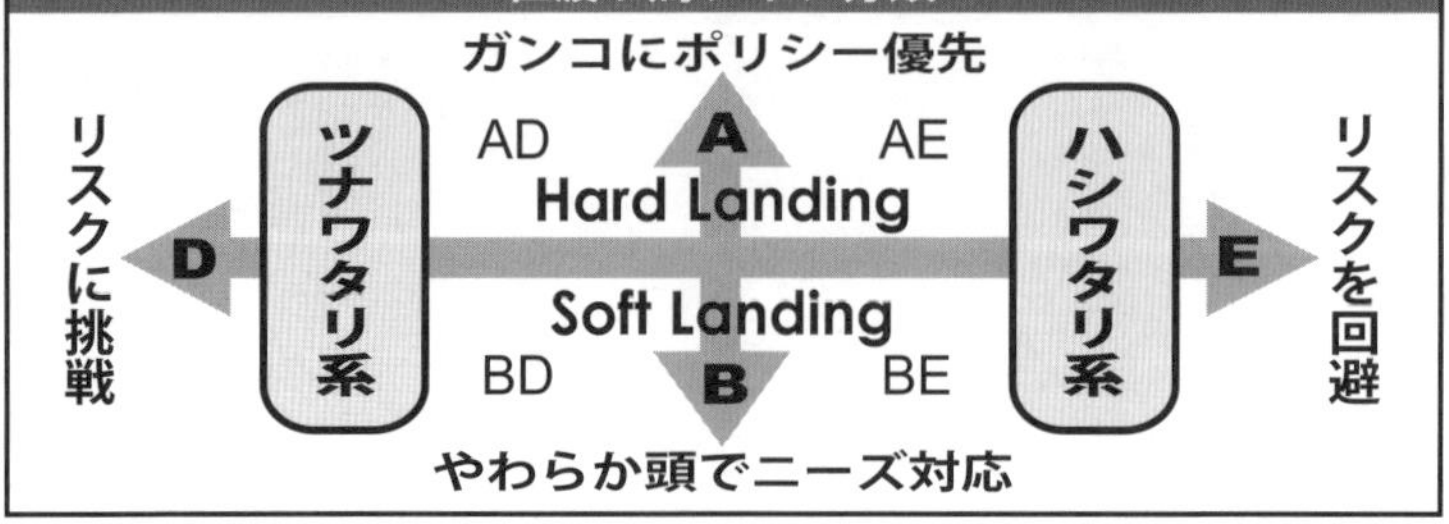

世渡り鳥進化論
【ええ対話塾】1
☆事業承継編☆

「ああ　人は昔々　鳥だったのかもしれないね」と
一度は口ずさんだことのある懐かしい歌は、
中島みゆき作詞・作曲の「この空を飛べたら」です。

人の世の渡り方は人それぞれですが、
「世渡り鳥」なるものに例えるならば、
「綱渡り鳥」と「石橋渡り鳥」の二種に分類されます。
（あくまでも、私の創造上の鳥たちですが…）
ちなみに、アメリカや中国では「ツナワタリ系」の人が多く、
日本では「ハシワタリ系」の人が多いようです。

果たして自分は、昔々、どちらの鳥だっただろうかと、
しばし想いを巡らせてみてください。
事業承継という人生ドラマの筋書きを考えるうえで、
肩コリと脳のコリ、ときには、心のコリゴリ？などを
ほぐす効能があるやもしれません。

対話を通しての次世代へのバトンタッチ。
必ず、必ず、成功させてくださいね。

i+i>ii

1たす1が、2よりも大きくなりますように…

蔵満 正樹
学術博士／チームワーク・プランナー
個性別目標達成支援スーパーバイザー
http://vitamin.co.jp/index.php

※本ストーリーの背景には、ＦＦＳ理論（小林恵智博士）も息づいています。
ＦＦＳ理論に関する詳細は、ヒューマンロジック研究所 http://www.human-logic.jp/

彼《カレ》ヲ知《シ》リ己《オノレ》ヲ知《シ》レバ、百戦《ヒャクセン》シテ殆《アヤ》ウカラズ

【訳】敵を知り己を知ったうえで戦えば、絶対に負ける気づかいはない。

この文は、主観的、一面的な判断を戒めた兵法の書『孫子』の知恵ですが、
事業承継というこの一戦の見事な勝利のためにもあるように思われます。
次世代へのバトンタッチという妙技の大成功のためにも、
彼と己の組み合わせを知るところから始めてみませんか。

第2章

第三者承継の成功とその秘訣

1 医院承継による開業のメリット

この章では個人医院、医療法人医院を問わず、他人間で承継する場合の問題点などについて考えていくことにします。

資金不足、患者獲得への不安など、新規開業には多くの不安があります。医院承継による開業は、新規開業に比べて、どのようなメリットがあるのでしょう。

まずは、メリットの多い、医院承継による開業について、そのメリットを順を追ってみていきましょう。

(1) 「人」……患者さんの引継ぎ

いまや、歯科医院はほとんどの地域で競合が激しく、歯科医師の数も供給過剰が続いています。新規参入が困難な状況下では、医院承継により先代院長の患者をそのまま引き継げる点は大きなメリットです。

新規開業の場合、立ち上げから軌道に乗るまでの期間が、相当長くかかるようになってきました。医院承継による開業では、この立ち上がりの期間がなく、この間の資金の差も大変大きなものとなります。また、医院承継の場合、一定期間、旧院長の下で勤務することで、スムーズな引継ぎが可能なことも、安心につながります。

(2)「物」……施設や医療機器の引継ぎ

いうまでもなく、医院承継では、土地や建物、医療機器、医薬品などの備品を譲り受けられるため、開業に必要な設備の準備については、ほとんど必要ないことになります。医療器械を入れ替える時期や改装の時期も、資金力に応じて順次計画していくことができるのは魅力です。

(3)「金」……少ない資金で開業できる

前述のように、土地・建物・医療機器などが引き継げる結果、新品の設備等を導入する新規開業とくらべて、イニシャルコストが低く抑えられます。

融資を受けるにあたって必要な担保力が不足している場合や、保証人の保証能力が不足している場合など、資金調達が困難で、新規開業を諦めざるを得なかったような場合でも、開業への道が開けることになります。

その他、開業に必要な広告宣伝費、開業準備費用なども節約できますから、資金面だけ見ても、医院承継のメリットは大きいといえます。

(4)「時間」……時間が省略できる

新規開業の場合、テナントでの開業でも、通常、資金調達、内装や設備の研究や手配などで、１年近い期間がかかるとみてよいでしょう。

しかし、医院承継の場合、準備期間が大きく短縮でき、最短、２～３ヵ月程度の準備期間でも、開業が可能になります。また、引渡しまでに勤務医として勤務しながら、承継の準備ができるのもメリットのひとつです。

また、開業前にスタッフの採用・育成を行うことは、大変な労力を要しますが、患者応対や診療の流れを熟知するスタッフを譲り受けられるという点は、大きな魅力といえます。患者さんを担当する歯科衛生士がそのまま継続して勤めてくれていれば、患者さんの引継ぎもスムーズです。さらに、患者さんの個性や性格に精通するスタッフが院内に１人でもいれば、開業当初から診療がスムーズに行われます。

2　医院承継による売り手のメリット

買い手にとってメリットの多い承継による開業ですが、同じく医院承継が売り手にとっても大きなメリットを生み出します。

歯科医師にとって、リタイアにあたり医院を廃業するか、売却するかは、院長のライフプランの上において大きな違い、大きな差を生み出すことになります。

医院を売却する場合も、単に居抜き医院として、医療機器や内装、賃借権というものの価値を売却するだけではなく、通院患者を引き継ぎ、スタッフを引き継ぎ、歯科医院としての機能を引き継ぐ、いわゆる医院そのものを承継するという売却が、売り手として、より大きな価値を得ることができることになります。

院長がハッピーリタイアするためには、廃業をさけ、承継できる医院づくりを目指すことが理想です。

では、医院を売却する際の売り手のメリットを見ていくこととします。

(1)　医院の財産が現金化され、創業者利益（営業権）を得ることができる

歯科医院を廃業すると、医院には医療機器や内装などは残りますが、その資産を他に売

却できるようなものがなく、資産価値がゼロになる場合がほとんどです。

さらに、資産価値がゼロになるだけではなく、テナント医院であれば原状回復する費用が必要になったり、自己所有の不動産であれば取り壊しをする費用が必要になる場合がほとんどです。

それに比べると医院を承継する場合、資産が引き継がれ、資産が現金化されます。その上、患者やスタッフが引き継がれ、つまり歯科医院という事業そのものが引き継がれることになり、のれん代（創業者利益）という価値が評価されることにもなり得ます。

(2) 譲渡することで、患者に対して引き続き医療行為を継続できる

医院が承継されることによって、患者さんが通院を続けることができます。歯科医院は、地域のファミリードクターとして予防から修復、そしてメインテナンスと、かかりつけ歯科医として、地域の患者さんにとってなくてはならない存在です。患者さんを永続的にケアできることが、歯科医院の重要な役割になってきています。

(3) 開業したい歯科医師に承継開業という機会をつくる

歯科医院の開業は大変に厳しいものとなっています。承継による開業は、よい医院を引き継ぐことができれば、大変魅力あるものになります。

ぜひ後進のためにも、よい医院をつくり、承継することで、双方にとって、さらに患者さんにとっての〝三方良し〟を実現できるようにしたいものです。

3 買い手にとってよい医院とは何か

(1) よい医院の条件

前述のように、新規開業が困難な状況下では、医院承継により先代院長の患者をそのまま引き継げる点は大きなメリットです。ですから、買い手にとってよい医院とは「患者さんが多い」ということに他なりません。

では、患者さんが多い医院ということは、どのような医院をいうのでしょう。

〔図表11〕の医院を比較してください。

もしこの条件だけで判断するとしたら、どの医院がよりよい医院といえるでしょうか。どの医院を承継することを望むでしょうか。

この表のA・B・C歯科医院は、同じく月平均レセプトが300枚ですが、来院患者が新患なのかリピーター患者なのか、治療中の通院なのかという、視点からみると、患者の構成内容がかなり異なっています。また、保険診療・自費診療の割合も異なります。

この情報から、各医院の特徴として、どのようなことが読み取れるでしょうか。

〔図表11〕　患者数による医院の比較

		A歯科医院	B歯科医院	C歯科医院
月平均レセプト枚数		300枚	300枚	300枚
収入金額	月平均保険収入	360万円	250万円	450万円
	月平均自費収入	100万円	200万円	30万円
	合計	460万円	450万円	480万円
患者内訳	新患	5%	10%	3%
	再初診	18%	30%	10%
	再診	77%	60%	87%
リコール率		50%	70%	20%

(2) 数字が示すもの

新患がもっとも多いのはB歯科医院で、患者数のうち1割が新患です。月々の患者さんのうち1割がなんらかのルートで（口コミ、HP、飛び込み、駅看板など）来院しています。また、来院患者のうち3割はリピーターです。

B歯科医院は、この新患とリピーター患者が他の医院よりも多く、非常に集患力のある歯科医院と判断することができます。

しかも、B歯科医院は自費割合も高く、リピーター率の高さはリコールにより定期管理型歯科医院に移行していると思われます。

A歯科医院はどうでしょう。新患・リピーター患者の割合がいずれも低いため、患者数の伸びはあまり期待できないかもしれません。リピーターの割合が低いため、どれだけ安定的な患者さんがいるかどうか、さらに検討が必要と思われます。ただ、平均自費収入が月額１００万円あり、デンタルＩＱともいわれる意識の高い患者さんが期待されます。

次に、Ｃ歯科医院を見ていきます。Ｃ歯科医院は、保険診療中心で、もっとも新患・リピーター患者が少なく、再診の患者さんが多いのが特徴です。これは、治療期間が長いことも考えられ、治療の状況についても確認することが必要でしょう。リコール率の低いことも要注意です。

レセプト枚数やカルテ枚数だけでなく、このような患者分類をしてみるのもひとつです。

4 医院承継における買い手の留意点

医院承継においては、買い手、売り手のそれぞれが留意しなければならない点がいろいろあります。まずは買い手の留意点について考えてみましょう。

買い手にとってメリットの多い承継開業ですが、注意しなければならない点も多々あり、これらは承継開業特有の問題点といえるでしょう。

(1) スタッフの反発と患者離れ

スタッフを引き継ぐ場合、先代院長のやり方に長年にわたってついてきて、それに慣れてきたスタッフは、新院長の考えや方針に対して反発することも考えられます。

患者さんの離反も想定しなければなりません。かかりつけの患者さんは、長年慣れ親しんだ先代院長の診療スタイルを信頼してきているわけですから、新院長がどんなに優れた医療を提供しても、患者さんとの信頼関係を築くまでには時間がかかります。まずは、患者さんとの信頼関係の構築が重要です。

(2) 診療スタイルの違い

医院承継による開業スタイルを選択する以上、自分が理想とする診療体制で、ゼロからスタートすることとは異なり、既存の患者さんを引継ぐ形になるので、前院長の方針をある程度、踏襲せざるを得ないことは否めません。前述のように、承継による開業は、時間をかけて自分のスタイルに変えていく覚悟も必要です。

(3)「買い手」のリスクも知っておく

患者さんやスタッフの中に、トラブルメーカーやクレーマーがいると、先代院長が行った治療についてのクレームが、新院長に降りかかってくる場合があります。また、売り手が多重債務により、返済に窮しているようなケースもあります。

いずれも、新院長に法的には責任はないとしても、債権者がいやがらせをしたりするケースやトラブル対応に苦慮する事態も生じてきます。もし、診療所を売却する理由が不明瞭な場合は、そうした点を疑ってみる必要もあるでしょう。

(4) のれん代等のコストも検討する

繁盛している歯科医院承継の物件では、営業権の買取価額が高額になることがあります。あまりに買取価額が高いと、収益の上がる物件であっても、承継後の採算がマイナスになることも考えられます。

医院承継を検討する際は、投資と収益が見合うかについて吟味することが必要ですし、旧院長が上げていた収益を維持する実力が、自分に備わっているかどうかを見極めることも重要です。

5 医院承継における買い手のリスク対応

では、先の留意点を踏まえて、買い手はどのような点に気をつけ、リスクを回避すればよいのでしょうか。メリットの裏側にはデメリットも必ず存在しますから、慎重にチェックしていく必要があります。

(1) 売却理由は明確か？

医院を売却する理由はいくつかあります。たとえば、前院長の急死、急病、計画性のあるリタイアの場合は理由が明確ですが、理由が不自然な場合は、隠された売却理由があるかもしれません。

前述のように、患者さんやスタッフに問題があったり、また歯科医院の評判が極端に悪いような場合には、マイナス要因の大きさについて検討しなければなりません。これらについては一定期間勤務することで、情報を得ることがより重要になるでしょう。

(2) 売買価額は適正か？

売買価額には、のれん代といわれる営業権、土地・建物、医療機器、内装一式、医療材料などが含まれます。営業権は、診療報酬の１ヵ月から３ヵ月程度で決まることもありますが、さまざまな計算方式や考え方があり、その時の売り手と買い手の事情にもよります。

土地・建物については、近隣の不動産の相場にもとづき、内装や医療機器は売り主の帳簿価格を参考にして、売却価額を算定します。価額算定に際しては、営業権は、カルテやレセプトをもとに算定し、内装や医療機器については、確定申告書を参考にします。

また、算定した価額については買い主として、収支見込が立つかどうかの点からも検証が必要です。それぞれの資産の価値が適正であったとしても、投資額として適正かどうかは別問題です。初期投資として、事業計画が成り立つのか見極めてください。さらに、売買代金の支払方法について、一括払い、分割払いなどの支払方法を検討します。

(3) 売買価額の設定は個別に行うのか？

(2)で述べたように、売買についての価格設定は、契約書の中に個別の資産に応じて価格を設定することが重要です。

たとえば、建物・土地で４０００万、医療機器・備品１０００万、のれん代１５００万という算定がなされた場合に、もし売却代金を「土地・建物で６５００万」というようなどんぶり勘定的に設定してしまった場合はどうでしょう。この場合に、もし医療機器が当初想定していたように使用できなかったとしても、医療機器は売却資産に含まれていないのですから、問題にしようがないという事態に至ってしまうことも考えられるのです。

(4) カルテ等の引継ぎは綿密に

医院承継にあたり、後継医師の患者さんへの紹介や、連名での患者さんへの挨拶状の発送、患者特性やカルテ引継ぎの有無で、承継後の収入は大きく変わります。

引継ぎについて、先代院長の協力がどのように得られるかどうかは、承継の成否の大きなポイントになります。カルテをはじめとして、患者さんの特性などの患者情報も、できるだけ引き継げるようにしておくことです。

(5) スタッフ等の引継ぎはどうなるのか?

先代院長のスタッフを引き継ぐのかどうか、引き継ぐ場合に、就労条件や退職金も明確にしておく必要があります。個人医院の場合はいったん退職金を払いますが、医療法人の場合は雇用が継続していますから、退職金の問題は起こりません。

さらに、第三者間での個人医院の売買では、保険診療について、1ヵ月間の空白ができるので、遡及措置によってその空白がないようにしなければなりません。

(6) 買い手医院を知る方法

先代院長の医院経営がどのようなものであったかを知ることは、今まで述べてきたようなリスクの対応にもなります。〔図表12〕のようなチェックリストで、歯科医院を広い観点から理解するのもひとつです。

〔図表12〕　　**歯科医院経営状態チェックリスト**

	4点	3点	1点	0点			4点	3点	1点	0点	
A）経営理念・診療方針	ハイ	どちらかといえばハイ	どちらかといえばイイエ	イイエ	合計	**E）情報活用・研修活動**	ハイ	どちらかといえばハイ	どちらかといえばイイエ	イイエ	合計
経営理念・診療方針が明確である						パソコン・システムを活用している					
経営理念・診療方針をスタッフと共有している						自ら新技術・新商品の情報収集している					
達成目標をスタッフと共有している						デジタルカメラを使用している					
日々の目標が明確である						セミナーや研修会に積極的に参加している					
月間目標が明確である						診療知識・情報収集に投資している					
年間目標が明確である						インターネットを活用している					
	合計点						合計点				
B）来院者を管理する仕組み	ハイ	どちらかといえばハイ	どちらかといえばイイエ	イイエ	合計	**F）予防志向等**	ハイ	どちらかといえばハイ	どちらかといえばイイエ	イイエ	合計
リコール来院者を管理する仕組みがある						感染予防対策を充分に行っている					
新来院患者を管理する仕組みがある						定期検診に力を入れている					
予約キャンセル者を管理する仕組がある						予防歯科に力を入れている					
治療中断患者を管理する仕組みがある						子どもの歯を守ることに力を入れている					
完治した患者を管理する仕組みがある						地域貢献のための啓蒙活動等行っている					
紹介者を管理する仕組がある						在宅・訪問診療に力を入れている					
	合計点						合計点				
C）来院者とのコミュニケーション	ハイ	どちらかといえばハイ	どちらかといえばイイエ	イイエ	合計	**G）スタッフとのコミュケーション**	ハイ	どちらかといえばハイ	どちらかといえばイイエ	イイエ	合計
治療方法を説明する仕組みがある						スタッフとの人間関係がよい					
治療費についての十分な説明をしている						チームワークが充分に発揮されている					
十分な初診時カウンセリングをしている						スタッフから信頼されている					
患者さんの意見を聞く仕組みがある						現在の立地条件に満足している					
ホームページがある						スタッフには改善意欲がある					
来院者の満足度がわかる仕組みがある						在宅・訪問診療に力を入れている					
						達成目標が明確である					
	合計点						合計点				
D）組織運営について	ハイ	どちらかといえばハイ	どちらかといえばイイエ	イイエ	合計						
自由に言い合える雰囲気がある											
給与や賞与は、納得のいく内容である											
成果・努力が報われるような制度がある											
人事評価の結果を知らせる機会がある											
定期的に、充実したミーティングをしている											
毎日、朝礼をしている											
	合計点										

日本歯科医療管理学会投稿論文一部抜粋／報告・資料 2008/05/07 歯科医院経営における経営管理姿勢と経営状態、満足度との関連に関する調査結果（A Survey on Relations of Dentist's Attitude for Dental Office Management and Economical Situation and Satisfaction at Dental Clinics in Japan　蔵満正樹[1,2) 角田祥子[1) 隈部幸一[1) 老沼 護[2) KURAMITSU Masaki[1,2), SUMITA Yoshiko[1), KUMABE Koichi[1), OINUMA Mamoru[2)

6 医院承継における売り手の留意点

医院承継では「こんなはずではなかった」という予期せぬことが、売り手にも起こる場合があります。売り手からみた留意点についても、チェックしていきましょう。

(1) 買い手院長の実力不足のケース

買い手院長に診療所を賃貸すれば、売り手院長はリタイア後に家賃収入が確保できます。この場合に、買い手医師の経験不足、技術力の不足、人柄の問題などにより経営不振になれば、家賃が滞り、極端な場合は、収支悪化により歯科医院の撤退を余儀なくされることもあり得ます。そのような場合、売り手院長のライフプランに大きな影響が生じてしまいます。

このように、診療所を承継する場合、引き継ぐ医師に医院経営に必要な能力と経験はあるのか、人柄はどうかといった見極めが必要となります。また、引き継ぐ院長の診療方針や技術の違い、人柄やタイプの違いがある場合は、患者さんから元院長にクレームが寄せられないとも限りません。

(2)　買い手院長の資金力不足のケース

医院の承継で、診療所を売却する場合には、十分に相手の資金調達を確認しながらすすめなければなりません。契約が先行し、資金が調達されていなかったということもよくあり、その場合は売り手がどんでん返しを食ってしまいます。

また、繁盛医院で本来であれば、相応の営業権の対価が支払われるはずなのに、買い手の資金が弱いために一括払いの約束が反故にされ、やむなく分割払いに応じざるを得ないといったことも起こります。

(3)　スタッフを引き継がないケース

医院を承継する場合に、気になるのは長年勤めてくれたスタッフの処遇です。従来のスタッフは患者さんの特性を熟知しており、レセプト等の事務にも慣れているので、新院長にとっても引き続き雇用するメリットは大きいと思われます。

このように、売り手側は、スタッフを継承してくれるものと思い込んでいたところ、新しい院長の方針で、一切スタッフは引き継がず、新メンバーでスタートする場合があります。売り手院長の考え方だけでスタッフの処遇が決まるわけでもありませんから、この点は、契約での話し合いの中で確認する重要なポイントです。

7 医院承継における売り手のリスク対応

では、前述のようなリスクやトラブルを少なくするためには、売り手はどのような点に気をつけ、対応していけばよいのでしょうか。

(1) 売却価額や家賃の設定をどうするか？

売り手としては当然、土地・建物や営業権を高く売りたいし、高い家賃で借りてほしいわけです。しかし、買い手にとっても、そこで事業を始めた場合に、採算がとれなければ投資を決断するわけにはいきません。売り手があまり欲ばりすぎて、結局、買い手がつかないで後悔する事態も見受けられます。

「我良し、相手良し、患者良し」という、近江商人の活動理念を表す「三方良し」の考え方が、とくに医院承継の場合には必要です。

(2) 買い手に資金力があるか、経営能力があるか？

売却する場合、買い手にそれなりの資金力がなければなりません。また、賃貸する場合の借り手には、とくに医院経営の能力に目を向けなければなりません。

買い手に資金力がなかったため、売却代金を分割で受け取っており、さらにその買い手に経営能力がなかったため、収益が上がらず、その分割代金を回収できないようなケースもあります。

買い手に、売却代金や家賃を安定的に支払うだけの経営能力があるかどうかを見極めることも、大事な要素になります。

(3)　売却代金にかかる税金にも要注意

土地や建物を売却する場合、売却益に税金がかかり、営業権に対して対価が支払われると、その対価に対しても税金がかかります。さらに、売却する院長が消費税の課税事業者である場合、売却代金に消費税が課税され、所得税・住民税・消費税の合計が大きな額になる場合があります。

このように、売却代金が100パーセント手許に残るわけではないことも、十分頭に入れてリタイアを考えていかなければ、資金計画が大きく狂うことになりかねません。

そのため、次のような節税等の工夫も有効です。

①消費税の課税事業者にならないようにする工夫については、92ページを参照してください。

②のれん代は、通常、一時払いですが、元院長の協力を得るために、給料とするケースがあります。給料として受け取るほうが控除額もあり、税金が低くなります。

(4) 個人情報の問題にも配慮を

個人情報の保護が要求されるようになってきました。そのため、承継時の患者カルテ、住所録、レセプト控などの扱いについても注意が必要です。

医療法人の承継の場合、カルテ、住所録、レセプトなどは医療法人の所有する情報なので、理事長が代わっても情報は医療法人で使用されることとなり、とくに個人情報保護の観点からの問題はありません。

個人医院の場合、新しい歯科医院が、旧院長の歯科医院から情報を引き継ぐことになるので、引継ぎにあたっては「患者さんの了解が必要」になります。患者さんへの挨拶状等で引継ぐ旨をお知らせして、患者さんに安心を与えることに留意してください。

(5) ビルオーナーへの了解を

テナント医院の場合は、第三者へ医院を譲ることについてビルのオーナーに、事前に、借主の変更を了解してもらうことが必要です。

ビルオーナーによっては借主が代わる機会をとらえて、家賃の値上げなどの条件の変更を迫ってくるかもしれません。いかにスムーズに家主の了解を得ることができるかという点も、重要な要素となるでしょう。

第3章

親子承継の成功とその秘訣

1 《成功のポイント①》親子で話し合う

この章では、個人医院か、医療法人かにかかわらず、親子承継について考えていきます。まず、親子承継を成功させるポイントについて見ていきましょう。

親子間での承継の場合は、院長である父親と、引き継ぐ子供との意思の疎通が要になります。いくら仲の良い親子であっても、お互いの想いや診療方針の違いから、壮絶な親子喧嘩になってしまうケースも珍しくはありません。

他人同士であれば、歯科医院を承継するような場合、時間をかけて話し合うことは当然のことですが、親子の場合はそのようなことはめったにありません。しかしながら、親子といえども、スムーズに承継をすすめるためには、じっくり話し合ってお互いの考えを確認し、その方法などについて十分話し合っておくべきです。また、法務・税務上のリスクを軽減するためにも、事前に考えておかなければならないことがあり、こうした話し合いの中で考えの違いを、確認しておくことが肝要です。

次項以降のポイントをしっかり押さえ、親子間の関係が円滑にいくようにすることが、親子承継を円満に運ぶ一歩といえます。

2 《成功のポイント②》経営内容・財務状況を知らせる

親が、子供を呼び寄せて医院を継がせるためには、自院の経営状況を正しく伝えることが重要です。財産状況・損益状況はもとより、借金の額と返済期間、リース資産の内容などは、固定費として、承継後も変わらず支払の必要が生じるため、とくに重要です。収入に関しては、患者数や自費収入の内容、保険収入の内容も伝えていきます。できるだけ詳細に開示して、子供に開業するメリットも感じさせ、経済面での動機づけを与えると同時に、経営状態を知らせることによって経営者としての自覚をもたせ、経営者として必要な知識・感性を身につけさせていくことも重要です。

利益が出ているのか、損をしているのか、またどのくらい借金があるのかわからないといった状況では、子供は医院を承継するのに、二の足を踏むことになります。また、どのようにすれば医院が成り立っていくのかわからないまま経営することは、海図なしで航海するのと同じで、きわめて危険な経営となってしまいます。

もし医院に利益が出ていなかったり、債務超過であるなどの状況では、医院の承継はよほど子供に覚悟があって、医院を立て直す気持ちがないとうまくいきません。

3 《成功のポイント③》承継スケジュールをつくる

いつ子供が戻って医院を継ぐのか？

子供が戻ったらいつから院長を交代するのか？

それにあたって機器の入れ替え、改装や建て替えはどのようにするのか？

資金調達はどのようにするのか？

そのためには、どのような計画が可能なのか？

院長を交代したあと、親は完全に引退するのか？　しばらくは親子体制でいくのか？

その場合の診療の方針や診療体制はどうするのか？

親の勤務日数はどの程度にして、いつ頃に完全引退をするのか？

といったことを、スケジュールを明確にしてすすめるほうが、お互いに承継について見通しを共有して取り組めます。


子供に医院を承継させようとしたら、前項の健全な財務状況、将来性ある損益状況を備えたよい医院づくりをしておくこと、その上で承継計画を具体的に立てて、子供が将来のイメージをしっかり描けるようにすることが重要となります。

4 《成功のポイント④》診療方針を話し合う

親子体制で診療をしていく場合、診療方針をめぐって親と子が対立することがよくあります。この対立を防ぐためには、承継までに、子供は親の考えを理解することが大切です。親はどのような診療方針で医院をやっていきたいかについて、よく話を聞くことです。

診療に対する想いや信念、患者さんの情報、スタッフの状況、保険請求の仕方、患者さんとの関係、近隣との付き合い方などについても、親の考え方を示し、子供に理解を求めておくべきです。親はその土地で長年、医院経営をしてきたわけですから、子供は親の考え方をしっかり引き継ぐことが基本です。

親も、子供の医院経営の方針を聞き、お互いの意見を出し合っていくべきです。よりよい医院経営を目指していくために、どのようにお互いが譲り合えるかについて話し合っておけば、承継後の争いを未然に防ぐことができます。

親として大事なことは、子供が院長になった後は、できるだけ早く子供に任せることです。新院長への患者さんやスタッフの引継ぎが終わったら、医院経営には口を出さないか、完全引退するほうが承継がうまくいくことは、多くの事例が示しています。

5 《成功のポイント⑤》設備投資計画と資金計画を立てる

(1) 設備投資計画は、今後の医院の方針に合わせて

子供が承継するときは、ある意味、地域や患者さんに対して医院をアピールするチャンスです。

そのタイミングを利用して、新たな診療体制をしっかり広報していかなければなりません。また、設備に関して、外観のリニューアルやレイアウトの変更、新たな医療機器の導入をする際には、今後の医院方針を反映したものにする必要があります。

(2) 資金計画を立てるときのポイント

承継計画の中でも、資金計画は医院経営の根幹にかかわることです。しっかりした資金計画を立て、医院の改装、新たな設備・機器等の導入を検討しなければなりません。

資金の調達方法は、子供自身が金融機関等から資金を調達するのか、親から資金を借り入れるのか、いずれの方法によるのかを、それぞれ、次のような点を踏まえながら検討することが肝要です。

①子供が新院長として、金融機関等から資金を調達する場合

このケースでは、担保の問題、保証人の問題、金融機関選定の問題はありますが、いずれの金融機関に対しても、次の点を明確にして臨むことが大事です。

・自分の目指す方向
・それに対する具体的なプラン
・それを実行しようとする自分の熱意

具体的な資金調達先を考えますと、旧国民金融公庫である日本政策金融公庫は、開業医にとって力強い存在といえます。

②親から資金を借り入れる場合

このケースでは、借入れが贈与にならないようにしなければなりません。そのためには、親子間の「金銭消費貸借」を作成する必要があります。

とくに金利については、税務上、問題のない金利を設定することが必要ですが、より重要なことは、金銭消費貸借の契約書を作成し、子供が親に毎月契約どおりの返済を行っていくという事実を、しっかりつくっていくことです。

6 親子承継で失敗するケースとは

親子承継では、どのようなことで失敗するかについて事例を見ていくことにします。

(1) 右肩下がりの医院のケース

今の歯科医院の業績が悪化しているのに、なんとか今の医院を続けたい、とにかく息子を呼び寄せたい親心で、医院を改装し、承継をしたが、思うように患者数が伸びないといった失敗があります。

医院の業績がよくないのに、親のほうが、長年、現在の土地で診療してきて、地域や患者さんに愛着がある場合や、資金的な問題がある場合などで失敗するケースがあります。

時の経過とともに、立地条件等が変化している場合や、経営状況が思わしくない場合は、むしろ他の場所に開業地を求めたほうが、結果的にはよかったということもあります。

また親子承継の場合は、新規開業と違い、地域内にある程度医院のイメージが定着していますので、よくない評判があるときは、それを変化させることに、大きなエネルギーが必要です。

(2)　子供が安易な考えで承継するケース

親子承継では、建築費や土地購入代が必要なく、改装費と機器の更新費用で済むので、通常の開業にくらべると、イニシャルコストは大きく下がります。

ローコストで借金も少ないので、緊張感がともなわず、親の財産（資産、患者さん、信頼）に甘えて、真剣みがなく、新院長に代わったにもかかわらず、業績が改善しないという失敗も見受けられます。

承継する子供に「親の作った信頼を守り、実績を維持するには、よほど大きな努力を払わなければならない」という認識を持たせなければなりません。

(3)　親子間の大喧嘩によるケース

子供が親の医院を承継したのはよかったのですが、診療方針の違いによる議論から、親子で抑制がきかず、他人以上に大喧嘩をしてしまうことがあります。従来の方針を承継したい親と、最新の勉強をしてきた息子が、診療所の運営について、激しく対立するケースです。

スタッフの前でそうした対立を繰り返したため、スタッフたちが嫌気をさして退職してしまったり、腕のいい歯科衛生士さんが転職してしまって、患者さんが一気に減少したという事例もあります。

親子であっても、方針や考え方の違いなどについて、とくに子供は感情をコントロールして、取り返しのつかない結果に至らないように、親に対する感謝の思いを持ち、「話し合う」ことを、忘れないようにしなければならないといえるでしょう。

(4) 先代院長への給料の支払で生じる問題

親子間で承継が行われても、税務上は新規開業の扱いになります。

個人経営の場合、新しい開設者が先代院長と同居の場合、先代院長に対しての給料は専従者給与となり、別居の場合は一般の給料となります。

親子間の場合、この支払がルーズになりがちです。実際には支払をしていないのに給料として計上している場合は、税務上の問題が生じます。

親の財政状況によっては、老後の生活にこの給与が欠かせない場合があります。決められた給料は、たとえ親子であってもきちんと支払うことです。

7 《留意点①》土地の無償貸借

親子間であれば、土地の貸借は、賃貸借ではなく無償貸借をすることが可能です。つまり、土地の貸借はタダでできるということです。

他人の土地に家を建てたりした場合は、その借地に対する権利金を地主に支払うのが当然のこととなります。

その考え方でいくと、親の土地に子供が家を建てた場合は、子供は親に権利金を支払わなければならないことになります。権利金を支払わなければ、贈与の問題が起こることになります。

しかし現実問題として、親の土地に子供の家を建てただけで贈与税が発生するのは、社会的感情からしても不自然です。

そこで、国税庁では「使用貸借にかかる土地についての相続税及び贈与税の取扱いについて」という通達を出し、使用貸借による土地の借り受けが親子間等であった場合は、課税しないこととしています。そのための手続きは何も必要ありません。

8 《留意点②》事業の引継ぎはいつ行うのか

後継者が決まり、後継者が実質的に院長になった後も開設者変更をせず、子が勤務医として給料をとっているケースでは、次のような点を勘案して変更のタイミングを考えます。

①父の所得が高く、父の資産が多い場合……毎年の所得に高額の所得税がかかるとともに、父の相続対象財産が増えていくことになります。できるだけ早い時期に承継するのがよいでしょう。

②相続が起こってからの承継はリスクが高い……個人事業の場合、たとえ事業用財産であっても、すべて個人の相続財産となります。相続が発生してからの承継は、承継のタイミングを自分で選択することができません。相続財産の評価も、亡くなったときの時点でなされ、相続税対策として有利な評価ができない場合があります。

また、遺言もなく、生前贈与、譲渡等もされていない場合に、後継者以外の相続人から法定相続分を主張され、事業に必要な医院の承継ができない場合があります。そうなれば、医院を廃業しなければならないことも十分あり得ます（P118参照）。

いずれにしても、個人の事業用財産は生前にきちんと承継しておくことです。

第4章

個人医院の事業承継とその実務ポイント

1 個人医院と医療法人との「承継」の違い

この章では、個人医院の事業承継について考えていきます。親子間、他人間を問わず、個人医院の事業承継には、どのような実務ポイントがあるか、見ていきましょう。

(1) 個人歯科医院の場合、廃業→開業の手続きをとる

個人歯科医院が事業を承継しようとする場合、親子間であっても、第三者間であっても「承継」という手続きはありません。

実際上は、事業の承継であっても、個人医院の場合、ひとつの医院が廃業して、新しい医院ができるという手続きをとるしかありません。なぜなら、歯科医院は「歯科医師」という個人に与えられた資格で行っている事業であるからです。

(2) 医療法人は「永続すること」つまり「承継」することが制度の目的

個人医院に対して医療法人はどうでしょう。

医療法人制度は医療法によって規定されています。医療法は、昭和23年に制定されまし

たが、その2年後の昭和25年には、医療法人制度が同法に導入されています。

では、そもそも医療法人制度が創設された趣旨は何だったのでしょう。

「医療事業の経営主体を法人化することにより、医業の永続性を確保するとともに、資金の集積を容易にし、医業経営の非営利性を損なうことなく、医療の安定的普及をはかるため、医療法により「医療法人」という法人類型が創設されました」（社団法人日本医療法人協会ホームページより）とされています。

このことからも、医療法人創設の目的のひとつは、医療という事業の永続性であることがわかります。ですから、医療法人の設立の大きなメリットは「事業承継」にあるといってもよいでしょう。

そのため、医療法人の承継手続きは、個人医院の場合とは比べものにならないくらい、簡単な手続きで行うことができます。

2 個人医院の承継の手続き

(1) 旧院長と新院長の手続き

前述のように、個人医院には「承継」という概念はありません。したがって、医院の承継にあたっては、旧院長が「廃業」の手続きを、新院長が「開業」の手続きをそれぞれ行うことになります。これは、親子承継であっても、第三者承継であっても同じです。

具体的には「廃業」「開業」に関して〔図表13・14〕のような手続きが必要です。

〔図表13〕　旧院長の手続き

保健所へ	①診療所廃止届……廃止後10日以内
	②診療用エックス線装置廃止届……10日以内
	③医師・歯科医師免許の籍登録抹消申請書……死亡後30日以内（以下、死亡の場合）
	④開設者死亡届……10日以内
	⑤麻薬施用者業務廃止届……15日以内
	⑥麻薬所有届……15日以内
各地域厚生局へ	①保険医療機関廃止届
税務署へ	①個人事業の開廃業等届出書……廃止後1ヵ月以内
	②事業廃止届出書（死亡の場合→　個人事業者の死亡届出書）
	③給与支払事務所等の廃止届出書……廃止後1ヵ月以内

〔図表14〕　**新院長の手続き**

保健所へ	①診療所開設届……開設後10日以内
	②診療用エックス線装置備付届……10 日以内
	③麻薬施用（管理）者免許申請
各地域厚生局へ	①保険医療機関指定申請書（毎月１回、都道府県単位で書類の審査が行われる。開業日の前月には、書類を提出しておく必要があるが、各都道府県単位で毎月の審査の受付締切日が決まっているので、注意が必要）
	②保険医療機関遡及願
税務署へ	①個人事業の開廃業等届出書……開業後１ヵ月以内
	②青色申告承認申請書 ・原　則→　青色申告をしていく年の 3/15 まで ・その他→　1 月 16 日以後、事業を開始した場合、開始日から２ヵ月以内 ・相続承継→　死亡日 1/1-8/31……死亡日から４ヵ月以内 →　死亡日 9/1-10/31……その年の 12/31 まで →　死亡日 11/1-12/31……翌年の 2/15 まで
	③青色専従者給与に関する届出書 ・原　則→　青色専従者の給与として支給していく年の 3/15 まで ・その他→　1 月 16 日以後、事業を開始した場合、開始日から２ヵ月以内
	④給与支払事務所等の開設届出書……開設後１ヵ月以内
	⑤源泉所得税の納期の特例の承認に関する申請書
	⑥納期の特例適用者に係る納期限の特例に関する届出書

(2) 「遡及願い」が認められれば「承継」と同じになる

事業の承継者である新院長は、保険医療機関指定申請書を地域厚生局に提出する際に、次のような「遡及願い」もあわせて提出します。

通常ですと、1ヵ月の休業期間ができてしまいますが、遡及が認められれば翌月を待つことなく、開設時に遡って保険診療をすることができます。つまり、継続して診療をすることができ、承継をスムーズにすることができます。

この遡及指定が認められるのは、次のような場合とされています。

①至近距離の場所に移転（改築等による仮診療所へ）
②親子承継
③勤務医承継（引継期間を求められる場合もある）
④個人から法人（法人から個人）への組織変更

【参　考】　**遡及願い**

遡　　及　　願

当医院は、平成　年　月　日付けで（大阪市北区梅田　丁目　番　号）の○○医院（開設者○○　○○）を廃止し、平成　年　月　日付けで同場所にて、新たに長男である○○○○が開設者として○○医院を開設しました。

新旧医院は、従来の患者を引き続き診療しておりますので、開設年月日である平成　　年　月　日　に遡及して保険指定をしていただきたくお願いいたします。

平成　　年　　月　　日

近畿厚生局　　殿

医療機関名称
所在地
電話番号
開設者氏名　　　　　　　　　　　　印

3 官公庁以外にも重要な手続きがある

事業承継にあたっては、官公庁以外にも、次のような手続きのポイントがあります。

(1) 小規模企業共済の支給申請

個人経営で、いわゆる事業主退職金制度（小規模企業共済）に加入している人は、子供に事業を譲ることも、廃業となりますので、退職金（共済金）の支給を請求することができます。この小規模企業共済制度の共済金は、一定の条件はありますが、次のように受け取り方が選択できるのも特徴です（図表15参照）。

・一括受取り
・分割受取り（10年・15年のうちから選択できる）
・一括と分割の併用による受取り

さらにこの受取り方によって、次のように課税区分が異なりますが、いずれの方法であっても、税制上優遇されています。

・一括受取りの場合の税法上の取扱い：退職所得
・分割受取りの場合の税法上の取扱い：公的年金等の雑所得

〔図表15〕　**小規模企業共済金**

共済金の額（分割対象額）	分割受取り（10年分割）		分割受取り（15年分割）	
	３ヵ月ごとに	受取総額	３ヵ月ごとに	受取総額
3,000,000円	78,900円	3,156,000円	54,000円	3,240,000円
5,000,000円	131,500円	5,260,000円	90,000円	5,400,000円
10,000,000円	263,000円	10,520,000円	180,000円	10,800,000円

(2)　承継する資産の中にリース契約物件がある場合

非常に縛りが大きいといえるのがリースです。承継する医療機器等の中にリース物件がある場合、リース契約を引き継げるかどうかは、リース契約の内容によって異なってきますから、最終的には、リース会社との話し合いになってくることになります。

本来、リース契約は途中で解除できず、最初予定したリース終了までの金額を支払わなければなりません。それでも商品は自分のものにならないのが、リース契約の大原則で、デメリットの最大のものです。リース契約の引継ぎをしたい場合、リース会社と個別に話し合っていくことが必要です。

(3)　その他

・金融機関……借入金の借換えまたは、新規借入手続き、預金口座の開設
・取引先……技工所、材料店、その他取引先との契約
・公共費用……ガス、水道、電気、電話、その他の契約と引落とし口座の変更

4 土地・建物の承継方法とそのポイント

旧院長が所有するクリニックの土地・建物について、「売買」と「賃貸借」の特徴とポイントを見ていきたいと思います。

土地・建物は表のように、資産ごとに売買と賃貸借という方法があります。土地・建物を売買するか、賃貸するかで、次の3つの組み合わせが考えられます。

〔図表16〕　売買か？　賃貸借か？

	売　買	賃貸借
土　地	A	B
建　物	C	D

(1)　土地・建物ともに売買するケース（A＋C）

土地・建物ともに購入しようとすると、新院長には多額の資金が必要になります。土地・建物の代金以外にも、次のような税金と諸費用がかかるため、資金計画には注意が必要です。

① 不動産取得税

不動産を取得したときに土地・建物それぞれに一度だけかかる税金です。固定資産税評価額の4％を税率としますが、固定資産

〔図表17〕　**借地契約の違い**

借地権		存続期間	契約方法	借地関係の終了	契約終了時の建物
定期借地権	事業用定期借地権	10年以上50年未満	公正証書による設定契約をする ①契約の更新をしない ②存続期間の延長をしない ③建物の買取請求をしない という３つの特約を定める	期間満了による	原則として借地人は建物を取り壊して土地を返還する
	建物譲渡特約付借地権	30年以上	30年以上経過した時点で、建物を相当の対価で地主に譲渡することを特約する。 口頭でも可	建物譲渡による	①建物は地主が買い取る ②建物は収去せず土地を返還する ③借地人または借家人は継続して借家として使うこともできる
普通借地権		30年以上	制約なし 口頭でも可	①法定更新される ②更新を拒否するには正当事由が必要	①建物買取請求権がある ②買取請求権が行使されれば建物はそのままで土地を明け渡す。借家関係は継続される

税評価額は購入価格の6割から7割ぐらいが目安です。

②登録免許税

購入した不動産を登記する際にかかる税金です。土地・建物の所有権移転登記では土地が同1％、一定条件に該当する建物は同0・3％です。

③登記費用

不動産取引において、登記手続きは司法書士と呼ばれる専門家に依頼するのが一般的です。司法書士に支払う報酬は、物件場所や筆数によっても異なりますが、土地所有権移転登記、諸経費（必要書類の交付申請や確認、交通費など）を加えて10～15万円が目安と考えてよいでしょう。

(2) 建物売買・土地賃貸のケース（B＋C）

新院長は建物を購入して土地を賃借りします。この場合、新院長は建物の買取りの資金を準備すれば済むことになり、開業資金を抑えることができます。

建物の所有を目的とした借地契約には「一般の借地契約」と、契約期間終了後更新を行わない「定期借地契約」があります。また、この場合の定期借地契約には、建物譲渡特約付借地権と事業用借地権があります。これらの契約の違いは〔図表17〕のとおりです。普通借地契約は地主の権利が弱く、医院の場合は事業用借地契約にして、契約終了後に新たに契約することが多いようです。

(3) 土地・建物を賃貸するケース（B＋D）

土地・建物ともに賃貸借する場合、新院長の初期費用は不要です。

建物の賃貸借は、賃貸借自体の登記がされていなくても、建物の引渡しを受けて、現に建物を使用していれば、建物の所有者（賃貸人）が変わっても、賃貸借契約の内容は、すべて新賃貸人との間に引き継がれることになり、借主の保護が図られています。

建物賃貸借契約の期間は、期間の定めのあるものと、期間を定めないものとの2種類があります。期間を契約で定める場合には、1年以上に定める必要があります。

期間の定めのある建物賃貸借契約は、期間満了と同時に終了することになりますが、借地借家法では、貸借人の保護のため、賃貸借の期間を定めた場合において、当事者が期間満了前6ヵ月ないし1年内に、相手方に対し、更新拒絶の通知や条件を変更しなければ、期間満了の際、前と同一条件でさらに賃貸借をしたものとみなすとされています。

賃貸人から契約の更新を拒絶するには、自ら使用することを必要とする場合、そのほか正当な事由がなければならないと規定されています。

5 売却の場合は消費税に要注意！

建物・医療機器を売却した場合、次のような点に注意してください。

①旧院長に消費税の納税義務が生じている場合は、売却代金がその年の課税売上に上乗せされ、多大な消費税が課税されることにも要注意です。この対策としては、たとえば初めは建物・医療機器を賃貸し、売却の時期を2年後にずらし、院長の基準期間の課税売上を１０００万円以内に抑えると、売却時の譲渡収入に消費税が課税されないことになります。建物・医療機器のような高額なものを譲渡する際には、消費税対策も考えて計画を立てることが必要になってきます。

②新院長から考えると、承継は新規開業になるため、新規開業で取得した設備に対しては、消費税の還付を受けることができる場合があります。

その内容については、かなり細かくなりますので、ここでは割愛させていただきますが、この還付額が多額になってくるケースがあり、①同様、消費税対策も含めて、承継計画を立てる必要があります。

6 スタッフの承継と退職金

旧院長の下で働いてきたスタッフを継続雇用するのか、新しいスタッフを採用するのか、承継に際しては大きな課題です。従来のスタッフは、患者の特性を熟知しており、レセプト等の事務にも慣れていて、新院長にとって引続き雇用するメリットは大きいでしょう。

しかし、新院長の考え方が、前院長と大きく変われば、経営に混乱が生じる恐れもあります。継続雇用する場合、スタッフと十分なコミュニケーションをとり、新たな経営方針を周知徹底させることが大切です。診療時間や就労条件が異なる場合があり、どうしても考えが合わずに退職してもらう場合は、旧院長が「退職金」を支払うこととなります。

継続して雇用する場合でも、個人医院の承継の場合、退職金については、一般的に旧院長がいったん退職金を支払いますが、次のような考え方もありますので検討すべきです。

①旧院長が退職金をいったん支払う……旧院長の医院を退職して、新院長のもとで再就職したということになります。

②新院長が、承継前の期間も勤務年数に含めて実際に退職したときに支払う……この場合、旧院長時代の未払退職金を新院長が負債として承継することになります。

■綱渡り鳥って、どんな鳥？

《ツナワタリ系》経営者像

世渡り鳥進化論 2 【ええ対話塾】 ☆事業承継編☆

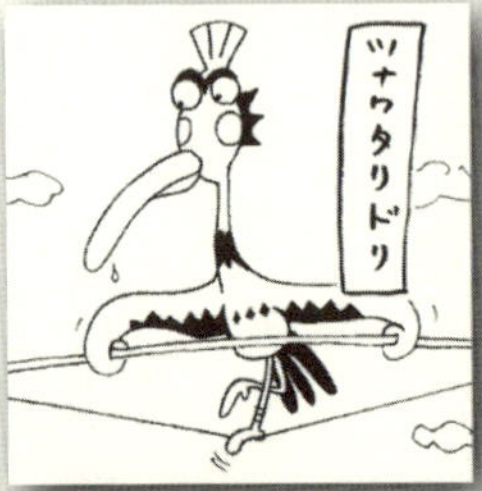

綱渡り鳥 ツナワタリドリ

●《ツナワタリ系》に代々伝わる特技は、まさに「つなわたり」。リスクに挑戦する勇姿は、人々の羨望の的です。むしろ、周囲から注目されることを好み、拍手喝采を浴びることこそ、自らの活力源といえます。未知なる世界を新規開拓することに、ワクワク、ソワソワするのが《ツナワタリ系》の真骨頂です。

●しかし、生まれながらにして、遺伝的に《ツナワタリ系》ですから、自分的にはかなり慎重な行動をしているように思っても、《ハシワタリ系》の慎重さとは比較にならないほどアバウトです。そんな彼らに対して、いつもドンブリ勘定で、ハラハラさせて悩ませてしまいます。しかし、残念ながら、無頓着で勝手気ままなので、すぐ忘れてしまうようです。

■世渡りの最適コース（遺伝的素質）

遺伝的に、リーダーシップ能力を発揮するミッションに向いています。長期的展望、戦略的発想、企画立案などによって、組織変革・市場開拓・顧客拡大の役割に適性があります。蛇足となりますが、大風呂敷を広げることも、旗を振るのが得意なのも天性の才能といえるでしょう。

■着地スタイル別・経営者２タイプ

《ツナワタリ系》経営者として幾多の挑戦を経ると、いつしか経営的課題の解決手法に違いが生じ、２タイプの経営者に進化することになります。

◇**Hard Landing：カリスマリーダー**
ガンコにポリシーを優先するAD型

◇**Soft Landing　：アドベンチャー**
やわらか頭でニーズに対応するBD型

※「世渡り鳥タイプ分類」参照。詳細は別の機会に。

☆

●いずれにしても、創造的な研究や最先端の開発は、この《ツナワタリ系》の人々のオカゲに違いありません。周囲からは奇異な目で見られながらも、自らに沸き上がるイメージをたよりに、道なき道に挑み、飛び続けてきた彼ら綱渡り鳥たちの航跡に、万感の拍手を贈りたいと思います。

第5章

医療法人の事業承継とその実務ポイント

1 新しい医療法人とは?

平成19年4月の第5次医療法改正によって、新たに設立された医療法人については、それまでの出資持ち分のある医療法人から、出資持ち分のない医療法人に限られることとなりました。

「出資持ち分がない」ということは具体的にいうと、解散する際に出資以上の財産があっても、出資者には出資した以上に財産が戻らないということです。つまり、出資を超える残余財産は国・都道府県等に帰属することになり、出資者には残余財産の分配請求権がなくなってしまいました。

このように、医療法の改正により、医療法人制度の根幹を覆す改正が行われたのです。

では、既存の医療法人は今後、存続できるのでしょうか。

さまざまな議論がありましたが、既存の医療法人は従来どおり存続が認められ、財産権を保全された「経過措置型医療法人」として、当分の間、存続することとなりました。ここで「当分の間」とされていますが、これは「期限がない」とみてよいといわれています。

相続対策という観点からみると、出資持ち分のない基金拠出型医療法人は、医療法人内部にいくら財産があっても、相続税評価は出資した金額ということになり、相続対策上、都合のいい医療法人であることになります。

「経過措置型医療法人」は、一定の条件を満たせば新しい医療法人に移行することは可能とされていますが、財産権が保全されないことには、いくら相続評価が低くなっても移行する意味はありません。

つまり、相続や事業承継などの緊急なテーマがない場合は、現状のまま「経過措置型医療法人」として存続していくことと思われます。

したがって、ここでは一人医師医療法人の99％を占める経過措置型医療法人の事業承継について考えていくことにします。

2 医療法人の経営の引継ぎは理事長の交代だけ

個人医院の事業承継は、旧院長が事業を廃止し、新院長が新たに事業を開始するための開業手続きが必要ということはすでに説明したとおりです。

個人医院と違い、医療法人の場合の事業承継は、そうした手続きはほとんど不要です。社員総会や理事会等での決議を経て、「理事長の交代」を行うだけで、医療法人を引き継ぐことができます。個人医院の場合に必要な保健所に対する届け出も、また各地域厚生局への届け出も不要です。医院の土地・建物が医療法人のものであれば、事業承継による土地・建物の名義変更の必要もありません。従業員の退職手続きや雇用手続きも一切ありません。

個人医院の場合には、一つひとつの財産について、承継が行われることになり、従業員も旧医院をいったん退職して、新しい院長の下で就職することになります。しかし、医療法人では法人がそのまま存続しているため、財産等が移転したり、従業員が退職したりすることもありません。

また、個人医院では、院長先生が死亡した場合、院長先生が所有していたすべての事業用資産は相続財産の対象になります。

そのため、相続人が複数いる場合には、事業用資産も相続財産として分割の対象となり、生前贈与をしていなかったり、遺言がなかったような場合は、後継者以外の人に分割され、事業承継できない場合も考えられます（Ｐ118参照）。

ところが、医療法人の場合には、医院の土地・建物および医療機器が医療法人の所有になっていれば、診療に必要な財産が他の相続人に渡ることもなく、個人医院に比べて、安定的に事業承継が行われることになります。

3 医療法人では何を引き継ぐことができるのか

(1) 財産権は出資持ち分の引継ぎで

医療法人の経営は、前述のように、理事長交代により実現することができますが、医療法人の財産権を引き継ぐためには出資持ち分を引き継ぎ、出資者となることが必要です。出資持ち分の引継ぎ方法については、「出資持ち分の譲渡方式」と「出資持ち分の払い戻し方式」があります。次項以降で詳しくみていきましょう。

(2) 議決権の引継ぎは社員の地位の承継で

医療法人の議決権を引き継ぐには、出資持ち分の承継とともに、社員総会の構成員である「社員」の立場も承継しなければなりません。

医療法人には、医療法人の最高意思決定機関である社員総会があり、社員総会で議決権を有する者を社員といい、原則3人以上の社員が必要とされています。

医療法人は、必ずしも「出資者」＝「社員」という関係にはならず、財産を出資していない者であっても、社員総会の承認があれば、社員に就任することができます。

医療法人が株式会社と異なるのは、株式会社の場合は持ち分に応じて議決権がありますが、医療法人の場合は出資持ち分の割合にかかわらず、社員1人につき1票の議決権ということになります。

いい換えますと、出資持ち分がいくら多くても、議決権が多いことにはならないということです。

たとえば、理事長が70％の出資を持ち、妻、妻の父、妻の母がそれぞれ10％ずつの出資を持っているとしましょう。株式会社なら、過半数を所有していれば、経営権が維持されるわけですが、医療法人の場合、理事長はあくまでも1名として1票の議決権しかないということになります。

医療法人は、重要なことを社員総会で決定しなければなりませんから、理事長以外の社員の３名が反対すれば、決定ができないということになってしまいます。

4 医療法人の事業承継の手法①　出資持ち分の譲渡方式

医療法人の出資持ち分の引継ぎ方法としては、「出資持ち分の譲渡」と「出資持ち分の払い戻し」という二つの方法があります。

「出資持ち分の譲渡方式」とは、出資者の有する出資持ち分を、新しい出資者に譲渡することによって、医療法人の所有権を移転する方法です。

(1)　社員総会での決議

出資持ち分の譲渡を行うために、行政手続きは必要ありません。しかし、次のような手続きが必要です。

出資持ち分の譲渡を行うには、まず買い手が医療法人の社員に就任する必要があります。医療法人の社員に就任するためには、社員総会の承認が必要とされます。社員総会の承認は社員の過半数の同意が必要です。

(2)　譲渡契約の締結

買い手が医療法人の社員に就任した後、社員である売り手と社員である買い手の間で、出資持ち分の譲渡にかかわる契約を締結します。

(3) 役員の交代

次に、社員総会にて、医療法人の役員を買い手のメンバーに変更します。役員の変更が行われた場合には、役員変更届を作成し、新たに就任した役員の就任承諾書および履歴書等を添付して、遅滞なく、都道府県知事に届け出なければなりません。

(4) 売り手社員の退社

譲渡契約が締結されたら、売り手社員の退社の手続きを行います。

社員の退社は、定款の規定に従って行われますが、モデル定款によれば、理事長の同意を得て、退社の手続きを行うことになります。社員退社の事実についても、社員の就任と同様、社員総会で承認をとっておくとよいでしょう。

5 医療法人の事業承継の手法②
出資持ち分の払い戻し方式

(1) 出資持ち分の払い戻し方式とは

出資持ち分の払い戻し方式とは、売り手である社員が退社し、医療法人から出資持ち分の払い戻しを受けた後、買い手が新たに医療法人に入社する方法です。

出資持ち分の譲渡の場合、買い手があらかじめ社員に就任する必要がありますが、出資持ち分の払い戻し方式の場合には、社員の入れ換えですから、あらかじめ社員に就任する必要がありません。

売り手は、医療法人を退社することにともなって、医療法人から出資持ち分に応じた払い戻しを受けることができ、この払戻金額が医療法人の譲渡対価となります。

(2) 持ち分の払い戻し方式に必要な手続き

①譲渡契約の締結

入社・退社に先だって、医療法人の譲渡契約の締結を行います。一般的に、この譲渡契約は売り手の退社、買い手の入社を保証するものとなります。

②売り手の退社

社員の退社は定款の規定に従って行われます。モデル定款によれば、理事長の同意を得て、退社の手続きを行います。

③買い手の入社

医療法人の社員に就任するには、社員総会の承認を得て、買い手が医療法人の社員に就任します。

④役員の交代

医療法人の役員を買い手メンバーに変更します。

役員変更が行われた場合には、役員変更届を作成し、新たに就任した役員の就任承諾書および履歴書を添付して、遅滞なく都道府県知事に届け出なければなりません。

6 「出資持ち分譲渡」と「出資持ち分払い戻し」でどう違うか

出資持ち分譲渡と出資持ち分払い戻し方式とでは、結果は同じことになりますが、その違いは次のような点にあります。

(1) 税金の違い

売り手の譲渡対価に対する課税が異なり、税金の額が異なります。具体的には次項以降をご覧ください。

(2) 代金を支払うのが個人か法人かの違い

譲渡代金の移転が持ち分譲渡の場合は、売買をする個人間で代金が移転しますが、払い戻し方式の場合は、売買代金に相当する金額の払い戻しは、医療法人から売り手院長に移転することになります。

売買代金に相当する金額は、医療法人が借入れをして調達をするか、買い手院長が医療法人に貸付けをすることになりますが、貸付金は医療法人からいずれ回収できるものとなります。

7 出資持ち分譲渡の場合の税金はどうなるか

＜出資持ち分の第三者への譲渡の税金は優遇されている＞

それでは、第三者への出資持ち分の譲渡の場合の税金を見ていきましょう。〔図表18〕をご覧ください。Ａ医療法人の資産を時価で置き換えた貸借対照表です。資産が１億５０００万円、負債が７０００万円、差し引き正味資産が８０００万円という医療法人のケースです。

〔図表18〕　A医療法人の貸借対照表

資産	負債・正味資産
資産の時価 1.5億円	負債合計 7000万円
	正味資産 8000万円

譲渡金額は譲渡する時点での正味資産と営業権を合わせた金額で算定し、営業権が１０００万円と算定したとすると、譲渡金額は８０００万円＋１０００万円＝９０００万円になります。正味資産のうち出資金が１０００万円の場合、譲渡する側の所得は９０００万円から１０００万円を引いて８０００万円になります。

株式を譲渡した場合の税金は、金額のいかんにかかわらず、一律に20％（所得税15％、住民税５％）で１６００万円が税金です。

8 出資持ち分払い戻し方式の場合の税金はどうなるか

＜払い戻しは配当とされ税金も高い＞

売り手は医療法人を退社する際に、出資持ち分に応じた払い戻しを医療法人から受けることになります。その払い戻しの金額のうち、１０００万円を超える部分は、税制上、配当として扱われることになります。

前出のＡ医療法人の場合、出資金１０００万円を超える８０００万円が配当として課税されます。

総所得が１０００万円の人の場合、この８０００万円の配当については、所得税・住民税の合計額が３０００万円近くにもなります。

出資持ち分譲渡方式の税金１６００万円と比較しますと、持ち分譲渡のほうがかなり有利になります。

このようにほとんどの場合、出資持ち分譲渡のほうが有利です。

9 役員退職金を活用する

(1) 売り手にとってのメリット

医療法人を承継する場合、出資持ち分の譲渡方式による場合にせよ、払い戻し方式による場合にせよ、役員退職金の支給を行うことと組み合わせることによって、節税ができます。

なぜなら役員退職金は、適正額であれば損金に算入され、退職金に対する税金は、他の所得より課税が少なく、全体としての税金を抑えることができるからです。

(2) 役員退職金の適正額

役員退職金を支給する場合、その適正額とは、次の計算式により計算された金額とされます。

最終の月額役員報酬額×勤続年数×功績倍率※

※　功績倍率は理事長であれば通常は２～３倍程度とされます。

役員退職金が、後日、税務調査により過大であると認定された場合、支給した退職金のうち過大であると認定された金額は、医療法人の損金には算入されないこととなるため、注意が必要です。

なお、この場合でも、受け取った退職金が否定されるわけでなく、返還が必要になるわけでもありません。退職金の課税方法が変わるわけでもありません。

(3) 買い手にとってのメリット

退職金を支給する場合、その退職金が実質的には、医療法人の買い取り代金となります。その資金を買い手院長が医療法人への貸付金とした場合、その資金は貸付金ですから、いずれ新院長に返済されます。

つまり、この方法によると、「出資持ち分の払い戻し」と同様、買取資金であっても、買い手は医療法人から将来、貸付資金として回収することができることとなります。

10 医療法人の親子承継の留意点

医療法人を親子承継しようとする場合は、相続が始まる以前に、①後継者への出資持ち分の集中と②社員・理事（長）への就任を行っておくべきです。また、診療所の不動産で医療法人の所有でないものは、あわせて後継者へ所有権を移動しておくことも大切です。

しかしながら、前述のように、出資者である社員が退社する際には、出資額に応じた持ち分の払い戻しを請求することができるため、これらの権利が後継者以外の親族により行使されてしまうと、医療法人の運営だけでなく、財務面からも大きな打撃となることもあります。つまり、利益の内部留保が多い医療法人になると、出資持ち分の払い戻しを請求されると、医院経営が危うくなるほどの資金が必要になる場合があるのです。

これらの事態への対策として、一般の医療法人から、持ち分の定めのない医療法人へ移行するという方法も選択肢としてありますが、移行条件が厳しく、条件をクリアすることは、一般的な医療法人には困難となっています。

したがって、医療法人は出資額の評価の引下げをして、出資持ち分を譲渡したり、贈与することを計画的に行うことが必要です。

■石橋渡り鳥って、どんな鳥？

《ハシワタリ系》経営者像

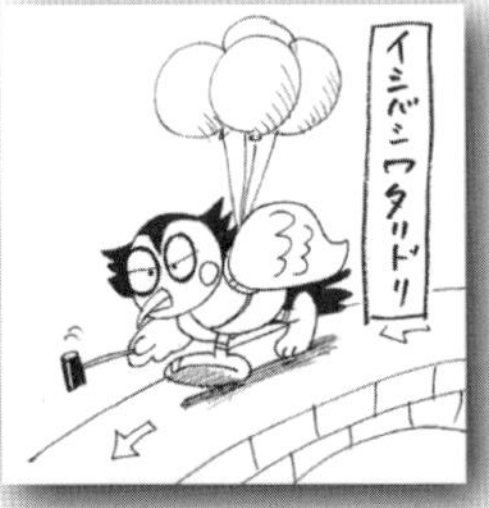

石橋渡り鳥 イシバシワタリドリ

●《ハシワタリ系》に代々伝わる特技は、やはり「石橋たたき」。リスクを回避する慎重さは、人々の安心と信頼の礎です。脚光をあびるより、無難であること、無事であることを、最大の作戦として選択し、安定を目指します。遠大な夢よりも現前の喜びにホクホク、ニコニコするのが《ハシワタリ系》の底力といえます。

●しかし、生まれながらにして、遺伝的に《ハシワタリ系》ですから、自分的にはかなり積極的、かつ、スピーディーに対処していると思っても、《ツナワタリ系》の要求する勢いとは比較にならないほどスローです。そんな彼らに対して、いつも反応が遅くて、イライラさせていることを気にしてあれこれ考えているうちに、結局、反応が遅くなるようです。

■世渡りの最適コース（遺伝的素質）

遺伝的に、マネジメント能力を必要とするミッションに向いています。短期的計画、戦術的作業、計画立案などによって、組織維持・安定継続・顧客管理の役割に適性があります。補足するならば、誰かが広げた大風呂敷を畳むのも、旗振りの面倒見役をこなせるのも“ならでは”でしょう。

■着地スタイル別・経営者２タイプ

《ハシワタリ系》経営者として幾多の経験を重ねると、いつしか経営的課題の解決手法に違いが生じ、２タイプの経営者に進化していきます。

◇Hard Landing：ボディガード

ガンコにポリシーを優先する AE 型

◇Soft Landing：ゼネラルマネージャー

やわらか頭でニーズに対応する BE 型

※「世渡り鳥タイプ分類」参照。詳細は別の機会に。

☆

●いずれにしても、縁の下の力持ちとして、わが国の安定的な歴史を築き上げてきたのは、この《ハシワタリ系》の人々のオカゲです。一丸となって粘り強く地道に歩み続ける姿は、まさに「持続は力なり」を証明して魅せてくれます。その功績には万朶の花束を贈るべきでしょう。

第6章

相続と事業承継の成功とその秘訣

1 すべての人に相続問題は生じる

「相続争いなんて資産家の場合の問題だろう。うちにはたいした財産もないから、関係ない……」

「死んでしまえば、残った財産はちゃんと子供たちが考える……」

そうです。誰も自分の死後に相続争いが起こるなどとは考えてもいないのです。

しかし、現実はどうでしょう。多くの相続でトラブルが起こっています。いえ兄弟でトラブルが起こるのは、その多くが親の遺産相続に起因しています。親の相続のあと、兄弟が不仲になっていくのが現実なのです。

財産の多い少ないはあっても、誰もが相続を経験します。財産が多ければ問題が生じ、少なければ問題が起こらないかといえば、それはまったく違います。

財産が少ないのに、みんなが自分の権利を主張し始めると、その少ない財産がバラバラになってしまうだけでなく、住む家さえもなくなってしまう事態になりかねません。

有効な分割対策も税金対策もとれず、結局みんなが損をしてしまうことになるのは、世の中にはよくある話です。

親が元気でしっかりしている間は、何の問題も起こっていなくても、いざ相続が起こってしまうと、子供たちそれぞれの考えや思惑が違い、置かれている生活事情も違いますから、いろいろ問題が生じるのです。

その子供たちの相続に対する考えをしっかりまとめる準備、つまり法的な準備や考え方の準備がないと、大黒柱の倒れてしまった家がグラグラとぐらつき始めることは、必至なのです。

相続に対して、家族の考え方が一致していますか?

そのための準備ができていますか?

中心になるのは長男ですか?

あるいは他の兄弟姉妹ですか?

相続は争続（争い続ける）ともいわれます。また、相続は争族（争う親族）ともいわれます。それほど相続は、親族にとって難しい問題をはらんでいるのです。

〝自分が死んだ後の責任を果たす〟——相続が円満に行われ、事業が円滑に承継され、子供たち家族が仲良くしていくこと。これは親の責任として、ハッピーリタイアのひとつと考えておかなければならないといえるでしょう。

2 平等が悲劇を招く
——会社が続かなくなったケース

さて、相続には「相続税」以上に大きな問題があります。

その最大の問題が分け方の問題、つまり子供がどう財産を分けるかという問題です。

現在の民法では、子供は皆、平等に相続するものということを原則にしています。戦前の長子単独相続ではなく、いわゆる均等相続というものです。

戦前の民法は、相続について、家を承継すること、つまり家を守ることに重きがおかれていました。そのため、長男が家を承継するのは当たり前で、ほとんどすべての財産を相続しました。長男以外の兄弟も、これを当然のこととして受け止めていたため、財産の分割という問題は生じる余地がなかったのです。

戦後、アメリカ主導の民法改正によって、この状況が様変わりします。「子供たち兄弟姉妹は仲良く平等に分けましょう」という大原則の下、兄弟姉妹の取り分が平等になるように、民法において定められました。

この民法改正以降、日本に本当のお金持ちは存続できなくなりました。なぜなら、民法によって、相続のたびに遺産が分けられることとなり、さらに相続税法によって相続のたびに多額の相続税がとられることとなったのですから、当然のことといえます。

戦後の民法には、家を承継するという考え方がないため、これらの法律によって社会が核家族化し、さらにその核家族さえもバラバラになってしまったといえなくありません。

繰り返しますが、実はこの平等が曲者で、この点をしっかり考えないと、事業も家族もうまくいかなくなってしまうので要注意です。

次のようなケースを考えてみましょう。

会社経営者の場合には、自社株が相続財産の中心になってきます。会社を経営しようとする場合、どうしても議決権に必要な株数を所有することが必要です。必要な株数を所有できなければ、会社経営に重大な支障をきたします。

ひとつのケースをあげましょう。京都の老舗企業「一澤帆布」では、長男と三男の間で自社株相続の争いになりました。

経営に必要な自社株の相続について裁判が続き、どちらに経営権があるかわからない状況が10年近く続きました。

２００９年6月、10年近くにわたった法廷闘争に、ようやく終止符が打たれ、最高裁で決着がつきました。しかし、長い間の混乱で、１９０５年に創業された１００年企業が、結局、会社はバラバラに分解され、現在は休業に追い込まれる事態に至っています。

３ 平等が悲劇を招く——歯科医院が続かなくなったケース

(1) 父が亡くなって妹が現金を要求

山田歯科医院（仮名）のケースをお話しします。

山田先生の父が亡くなったとき、父は財産として、自宅兼診療所（相続税評価額７０００万円、時価１億円）と、現金４０００万円を残してくれました。すでに母は先に他界しています。

山田先生には２人の妹がいますが、父の死亡後、その２人の妹から均等な財産の分割として、４０００万円ずつの現金を要求されました。父の財産には不動産の他は４０００万円の現金があるだけなので、妹たちに支払う８０００万円には、現金が４０００万円も不足します。

妹たちは「兄は歯科大学の学費をはじめ、自分たち以上に多額のお金がかかっている。相続で残された財産を均等に分割するのはごく当然のこと」という主張です。

山田先生としては、父の残してくれた現金４０００万円を２人の妹に２０００万円ずつ譲り、自分は診療所の相続をするつもりでいました。

父も生前はそのように思っていましたが、土地・建物は父名義のままになっていました。管理医師は自分に変更し、内装や機械の購入も自分の名義で行いました。その際に借入れをし、現在、借入残額が２０００万円もあります。

とても妹たちに４０００万円ずつを支払う余裕はありません。妹たちの要求は理解できても、実際に支払う現金がないためどうすることもできません。

(2) 診療所を売却して現金づくり

そのため、結局、山田先生は診療所を売却せざるを得なくなりました。不動産は1億円で売却できましたが、税引き後の手取りが７３００万円程度になり、また相続税も総額で３００万円かかり、現金４０００万円を合わせた1億１０００万円が分割できる遺産となり、これを兄弟3人で均等に分割することになりました。

最終的に、山田先生の手元に残ったのは、妹たちと同額の現金３７００万円だけとなりました。それを元手にして新たに開業しなければならず、住む家も購入しなければなりません。

新たな借入金をすることになって、経済的な面においても大打撃を受け、相続によって大変苦労することになりました。

4 遺言書を活用して争族（争う一族になる）を防ぐ

前述のように、民法は家の承継を目的としていないだけでなく、事業の承継ということも意識していないため、会社も個人事業も、相続が起こる前に、準備しておかなければならないのです。

しかし、実際には相続が起こるまで、財産の分け方を決めないで、相続人たちに自分の意思を示していない人が大半です。

相続は、自分自身が解決しておかなければならない問題、中心人物である親が解決しておかなければならない問題と考えなければならないのです。

では、相続で争う一族にしないためには、どのようにすればよいのでしょう。

これについては、「遺言書」の活用という方法があります。

しかし、遺言書については、日本人はあまりなじみがなかったり、よくわかっていないため、あまり活用されていません。次に、遺言書のポイントについて簡単にみていきましょう。

(1) 遺言書は難しくない

遺言書は、何か難しそうな感じがあるかもしれませんが、実際には遺言書の作成自体はいたって簡単です。

専門家に依頼すれば、専門家は公証人と打ち合わせをして遺言書を作成してくれます。公証役場へ行き、そこで作成した遺言書に署名押印をすることで、公正証書遺言ができあがります（Ｐ174参照）。

(2) 夫より先に妻がなくなったときには遺言書は不可欠

夫が亡くなった場合の妻への相続は、揉めるケースは少ないようです。夫婦２人で築いてきた財産ですから、子供たちが文句をいうことはあまりありません。しかも、母から子への次の相続がありますから、子は控えています。

揉めるケースのほとんどは、母親が亡くなったときです。親が亡くなり、子だけになったときに中心人物がいなくなり、「法定相続分」という権利が均等にあるとなれば当然のことです。

このように、母から子への相続の際には、親の意思を明確にしなければなりません。均分なのか、均分でないときは、どのような割合にするのか。また、どの財産を誰が引き継ぐのか、どのように分けるのかまで決めておかなければ、〝争続〟になってしまいます。

5 借金がある場合の遺言は……

揉め事がもっとも起こりやすいのは、債務の承継があるときといえます。借金の引継ぎ方を明確にしておくことは、財産の相続以上に重要で、借金の引継ぎ方が書かれていない遺言書が、その後のトラブルに発展していくことに注意してください。

ただし、財産の引継ぎと違い、借入金に特徴的なのは債権者が存在することです。いくら遺言で債務の承継を明記してあっても、債権者はそれにしたがう必要はまったくありません。なぜなら、債権者は債務者の信用状態によって、いわゆる与信判断をする権利があるからです。

そのようなことを理解して、相続人は債務の引継ぎを明確にしなければならないということです。

では、債務の引継ぎはどのようにすればよいでしょう。

一般的には「免責的債務引受」といって、相続人のうち資力のある一人が代表して債務を引き継ぐという方法をとります。「免責的」という言葉の意味は、他の相続人は免責されるという意味合いです。

免責的債務引受をする代表的なケースは、不動産や事業用資産を単独で相続し、それにかかる債務を引き受ける方法です。引き継いだ資産が債務を上回る場合は、代償分割といって、その相続人が他の相続人に金銭などを支払います。

つまり、代償分割とは、「長男がすべての遺産（5億円）と債務（3億円）を相続し、その代わりに長男が次男に代償金（1億円）を支払う」といったようなやり方です。

代償分割が行われるのは、自宅を相続する場合や事業用の不動産や自社株が主な遺産である場合です。

これらの財産を分割してしまうと、家の承継ができなくなったり事業の承継ができなくなる場合、代償分割によって、特定の相続人が相続するのです。

6 生前相続を活用して〝争続〟を防ぐ

生前相続という方法は、聞き慣れないことかもしれません。まだあまり知られてはいませんが、生前贈与の一種で、〝争続〟を防ぐもうひとつの有効な手段です。

前述の山田先生のケースでは、どんな方法をとればスムーズに歯科医院の承継ができたのかを考えてみましょう。

山田先生のケースは、父の生前に長男への歯科医院の事業承継が順調に行われ、ハッピーリタイアをしたにもかかわらず、父亡き後、他の兄弟たちが均等相続を要求してきたため、長男は事業承継した診療所兼自宅の売却・移転を余儀なくされたという状況でした。

(1) 相続時精算課税制度（生前相続）とは……

生前相続とは、正式には「相続時精算課税制度」といい、65歳以上の親から20歳以上の子への贈与について、最大２５００万円までは非課税とされる制度です。

子の選択により利用できる制度ですが、贈与時には贈与財産のうち２５００万円を超えた金額に20％の税率で贈与税を支払い、相続のときに、相続財産に対する相続税額で、すでに支払った贈与税額が精算されることになります（詳しくはＰ142を参照）。

(2)　生前相続を活用すると……

父が生前望んでいたことは、長男が診療所を引き継ぎ、娘たちには現金を２０００万円ずつ渡すというものでした。父が存命中に、この意思を妹たちに伝え、生前相続として「２０００万円ずつを贈与する」としていたらどうだったでしょう。

今までは、贈与すると多額の贈与税がかかっていたため、なかなか相続前の贈与はしにくいものでした。ところが、前述したように、この生前相続としての贈与には、最大２５００万円まで贈与税がかからないとしたら、妹たちにとってもかなりよいものになったはずです。

この時に、父は贈与とともに、妹たちに遺産分割での「遺留分の放棄（※）」を条件にしてもらうことが必要ですが、実際に父からいわれたことであれば、妹たちも父の意思を受け入れてくれた可能性は十分に高かったと思われます。

妹たちにとっても、父の相続が起こってから受け取るお金より、教育費等としてお金の必要なとき受け取ることができるお金は、大変貴重でありがたいものです。まして贈与税のかからないお金であれば、すべてが手取りになります。

※　遺留分とは相続人の相続財産に対する最低割合を保証したもので、法定相続分の半分の割合です。

(3) 山田先生のケースでのベストな解決策

山田先生の場合、父がもしこの制度を使って妹たちに現金を贈与し、長男が診療所を相続していた場合には、申告期限内に分割手続きもでき、診療所兼自宅の土地には、小規模宅地の評価減が適用され、間違いなく相続税は無税になっていました。

山田先生も診療所の相続ができることとなり、その後、山田先生が妹たちにいくばくかの配慮もされれば、相続の結果がみんなにとってよいものになり、兄弟仲良く協力しあえる関係が続けられたと思います。

歯科医院を開業していたり、会社経営をしている場合は、平等だけでは相続を円滑に行うことはできません。事業が続くことと、兄弟間の仲がうまくいくことを実現するために分割の工夫が必要です。

長い間にわたって存続しているファミリー企業を見ていきますと、このことがわかります。親族は財産に対して権利を持っているという現在の民法的な考えよりは、親族が事業を守り、財産を守るために協力している、という意識を持っていることがうかがえます。

さらには、事業の承継者には、家業を守ることによって、一族を守るという意識があり、一族には「事業の承継者を応援し、事業を守る責任が一族にある」という意識があります。

このようにして、事業を存続し続けることができるのです。

7 債務が財産より多い場合は引き継がなくてよい

(1) 多額の借入金がある場合

被相続人が多額の借入金を残して亡くなった場合に、その法定相続人（配偶者や子供など）に、その借金を承継させてしまうと、残された遺族の生活が困難になることもあるので、民法は相続放棄という手続きを規定しています。

つまり、遺産分割に際して、財産よりも債務のほうが多い場合に、各相続人が「相続放棄」の手続きをすることによって、借入金を承継しないことが可能になります。何も手続きをしなければ、自動的に「単純承認」（すべてを引き受ける）とされ、借入金も相続することになります。

相続放棄をするには、各相続人が「自分が相続人になったことを知った時から3ヵ月以内」に、家庭裁判所に対して「相続放棄申述書」を提出しなければなりません。家庭裁判所に認められれば、「相続放棄陳述受理証明書」が交付され、この証明書が相続放棄をした証明となります。

相続人の間で相続放棄の合意をしていたとしても、法で定められた期日までに、正式な相続放棄という手続きを経なければ、法的な効力はないため、注意が必要です。

(2) 相続放棄をすると、プラス財産も取得できない

相続放棄をすると、財産は一切取得できません。

３ヵ月以内に相続放棄するかどうかの判断に迷うときや、３ヵ月以内に財産等の調査ができないような場合は、期限の延長の手続きをすることができます。どの程度、延長されるかは、内容によって異なってきますが、おおむね３ヵ月以内の延長が多いようです。

(3) 相続放棄が認められない場合

相続放棄したとしても、以下に該当する場合は、相続放棄が認められませんので注意してください。

①相続人が相続財産の全部、または一部を処分した場合
②相続人が相続放棄をした後であっても、相続財産の全部、または一部を隠匿したり、消費したり、わざと財産目録に記載しなかった場合

(4) 限定承認という方法もある

相続財産と債務、どちらが多いかわからない場合に、相続した債務を相続した財産から

弁済し、債務超過の場合は返済しなくてよいというのが限定承認という方法です。清算の結果、財産があれば、相続人に引き継がれることになります。

限定承認をする場合には、相続から３ヵ月以内に家庭裁判所に限定承認の申立てをしなければなりません。

また、相続人全員の共同でなければ、限定承認の申述はできないことになっています。つまり、相続人のうち１人でも反対する者がいれば、限定承認はできないのです。ただし、相続人の一部の人が相続放棄した場合には、その人は初めから相続人でなかったことになりますから、この場合はその他の相続人全員で限定承認ができます。

限定承認は、合理的な制度であるにもかかわらず、実際には財産を清算していく手続きの面倒さと、相続人全員で行わなければならないという条件、税務上の問題（譲渡所得扱いになり課税が高額）もあり、実際にはほとんど利用されていないようです。

「同質型承継」というバトンタッチ

似たもの同士の組み合わせの場合

ツナワタリ系同士の場合

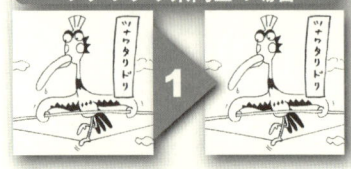

▼**よくある事態**

突然、決裂・破談の可能性あり！
互いの興味が別々の処へ心変わり。

▼**対話アドバイス**

詳細は後でもいいが口約束は要注意。
ゴール（目的）を合意する対話を。
互いに得することで即断即決する。
スピーディーに。手順書は活用する。

ハシワタリ系同士の場合

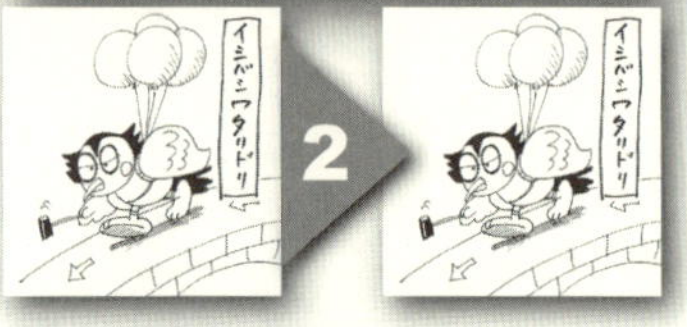

▼**よくある事態**

何も決まらず結論は長期保留に！
ズルズルと時間だけが過ぎていく。

▼**対話アドバイス**

細かいことを大事にすべし。
作業手順書に基づいて対話する。
互いに損しないことが合意の基！
少しずつ、着実に目標達成を。

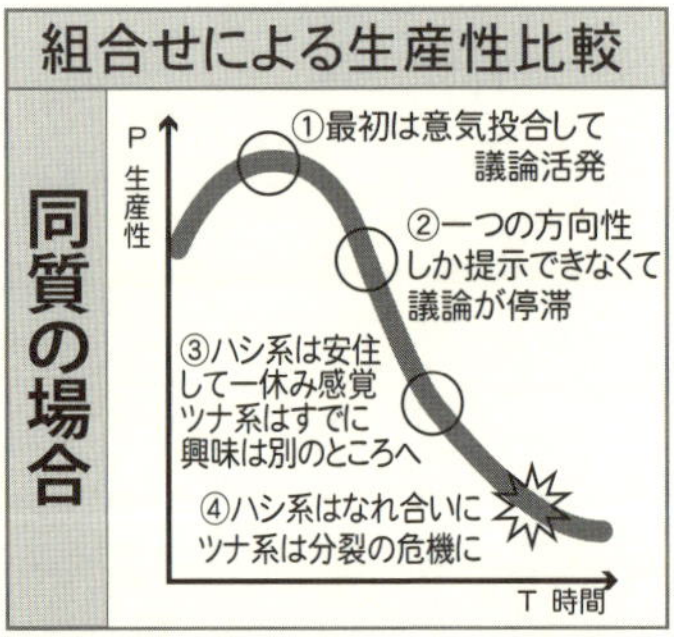

似たもの同士は、最初はノリノリですが
同じ思考なので、他のプランが浮かばない。
時には異なる個性の力も借りてみてください。

■似たもの同士のバトンタッチ

同質型承継の場合は、思考行動パターンが同じ組み合わせですから、合意形成が早いのが特徴です。しかし、その効力は長続きはしないのも同質型の特徴です。作業手順のステップごとに、必ず目標の期日を設定し、短期目標達成を繰り返してゴールをめざしましょう。

■組み合わせ別
対話アドバイス

同質

世渡り鳥進化論 4 【ええ対話塾】 ☆事業承継編☆

第7章

事業承継のための税金力

1 資産が1億円を超えたら相続税がかかる

死亡届出書が提出されると、受理した市区町村から税務署へ通知されます。税務署は、故人の住所、職業、生前の申告、生命保険金の支払調書などから、遺産総額を推計し、相続税の基礎控除額を超えると見込まれるときは、相続人代表に対し、相続税の申告書を送付します。

相続税の対象となる財産には、土地や預金のような故人名義の財産もありますが、生命保険金・死亡退職金というみなし財産も含まれます。

家族名義の預金であっても、実質的に故人のものであったと認められるものも、遺産とされます。

また、借入・保証債務といったマイナスの財産も相続財産となります。

(1) 相続税の基礎控除

相続税は、一定の金額を超える財産を残して亡くなった場合にかかる税金です。相続税には基礎控除といって、相続財産をもらっても、ここまでの金額だったら相続税がかから

〔図表19〕　**相続税の基礎控除**

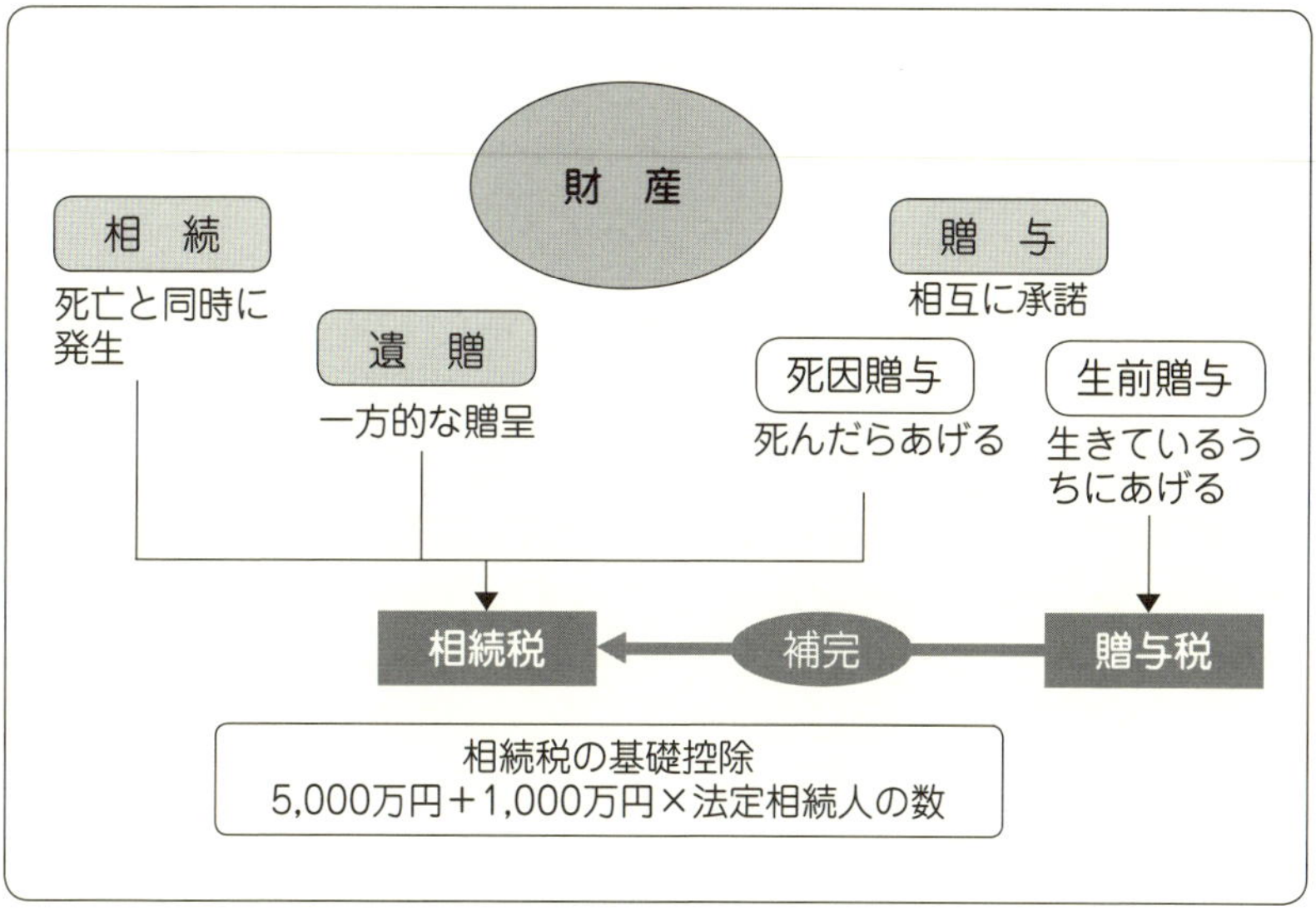

ない金額を設定しています。

相続税の基礎控除は「５０００万円＋１０００万円×法定相続人の数」で計算します。つまり、法定相続人の数によって違います。たとえば、法定相続人が妻と子供２人の場合は、「５０００万円＋１０００万円×３人＝８０００万円」で、つまり相続財産が８０００万円までなら相続税はかかりません。

(2) 評価の特例もある

相続財産が相続税の基礎控除を超えても、相続税がかからないケースもあります。

たとえば、小規模宅地等の評価減の特例もその一つです。亡くなった方

（＝被相続人）が、家族と住んでいた土地や事業に使っていた土地は、相続税の対象にはなりますが、今後も家族が住めるよう、また事業が継続できるよう、それらの相続財産の評価において、時価より低くする特例があります。

たとえば、配偶者が引き続き住むという場合は、自宅敷地のうち２４０㎡までの部分については８割が減額されます。

したがって、相続財産の時価を合計して、相続税の基礎控除の額を超えた場合でも、この特例を適用した後の財産評価額が、基礎控除以下になったら、相続税はかかりません（ただし、特例を受けるための申告は必要です）。

相続税がかかる人の割合は、毎年４％程度で推移しており、相続税のかかる人は意外に少ないのです。ざっくり考えると、遺産が１億円を超えると相続税がかかってくる、と考えておいたほうがよいでしょう。

2 配偶者は税額が軽減される

(1) 相続税の配偶者軽減とは

相続税の配偶者軽減は、配偶者の遺産形成に対する貢献や今後の生活保障を考慮して設けられた制度です。具体的には、配偶者が取得した財産が法定相続分または1億6000万円のいずれかの大きい金額以下の場合には、配偶者には相続税がかからないというものです。

たとえば、夫の遺産が2億円の場合、妻が取得した財産が1億6000万円以下なら、妻に相続税はかかりません。ただし、配偶者の税額軽減を使うために、妻が多くを相続した場合、2次相続（妻の相続）で子供が相続するときの相続税が大きくなり、1次、2次を合わせると、損することがあるため注意が必要です。次のケースを考えてみましょう。

(2) 1次相続の相続税

次ページの〔図表20〕をもとに、1次相続で配偶者が法定相続分相当を取得した場合と、1億6000万円を取得した場合の相続税を比べてみましょう。

〔図表20〕 法定相続分取得と１億６０００万円取得の相続税比較

・遺　　産　：２億円
・法定相続人：２人（配偶者と子）
・基礎控除　：７０００万円

■ケース１　配偶者が法定相続分相当を取得した場合の各人の納税額
配偶者：相続税の総額２５００万円×１／２＝１２５０万円（配偶者軽減で納税なし）
子　供：２５００万円×１／２＝１２５０万円（納税）

■ケース２　配偶者が１億６０００万円を取得した場合の各人の納税額
配偶者：２５００万円×（１億６０００万円／２億円）＝２０００万円（配偶者軽減で納税なし）
子　供：２５００万円×（４０００万円／2億円）＝５００万円（納税）

配偶者が１億６０００万円まで取得した場合、１次相続の相続税は安くなる。しかし、２次相続もあわせて考えると、この場合は配偶者が１／２を相続していた場合が有利になる。

■ケース１
１次相続１２５０万円＋２次相続６００万円※＝１８５０万円
※配偶者の遺産1億円に対して相続税は６００万円

■ケース２
１次相続5００万円＋２次相続２３００万円※＝２８００万円
※配偶者の遺産1億６０００万円に対して相続税は２３００万円

目の前のことだけなく、次の相続も見据えておくことが重要。

3 遺産の分割が決まらなければ大損する

相続税の申告と相続税の納付は、原則、相続発生から10ヵ月以内と定められています。相続発生から10ヵ月以内に遺産分割協議が調わない場合には、とりあえず民法で定められた法定相続分で相続したものとして、相続税を計算して申告することとなりますが、未分割の場合には、次の特例の計算が使えないため、相続税が大幅に増えることになります。

(1) 配偶者の税額軽減が使えない

先に述べましたように、配偶者に対しては相続税が軽減されますが、遺産分割がされていない場合は、この税額軽減の適用がありません。

(2) 小規模宅地等の減額が使えない

被相続人などの事業用や居住用の土地については、相続人が事業を承継したり、居住し続ける限りは、その土地は生活基盤を維持する上で、欠くことのできないものと考えられます。これを他の財産と同様に、交換価値で評価することに矛盾があるため、居住の継続

〔図表21〕　相続・争族・争続

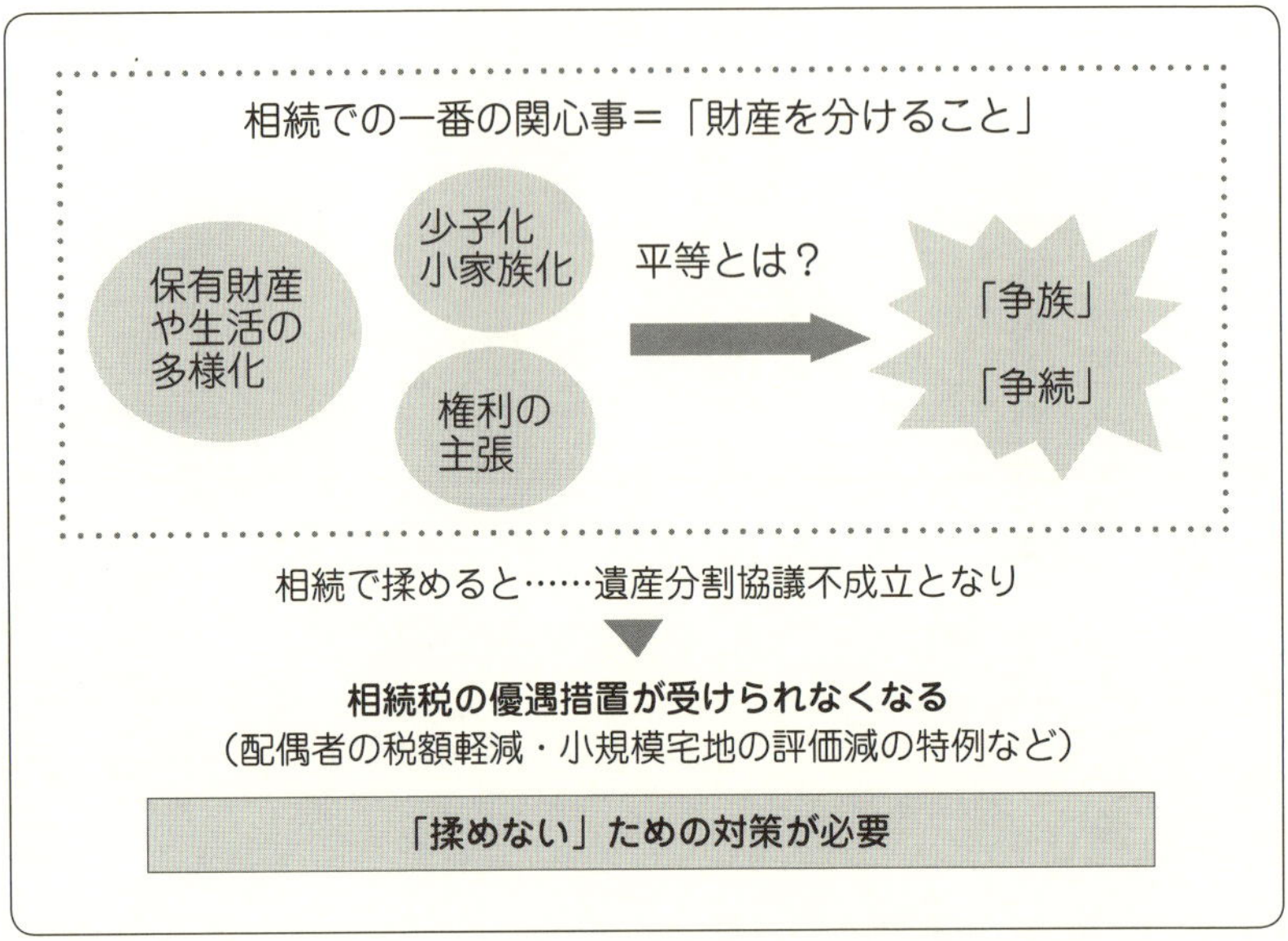

相続での一番の関心事＝「財産を分けること」
保有財産や生活の多様化
少子化
小家族化
権利の主張
平等とは？
「争族」
「争続」
相続で揉めると……遺産分割協議不成立となり
相続税の優遇措置が受けられなくなる
（配偶者の税額軽減・小規模宅地の評価減の特例など）
「揉めない」ための対策が必要

や事業の継続を前提とした使用価値で評価しようとするのがこの特例です。

この特例を適用しますと、被相続人などの事業用または居住用の土地について80％または50％の減額ができ、特定の事業用宅地などは、最大４００㎡、特定居住用宅地などは最大２４０㎡が特例対象になります。

(3) 物納ができない

相続税は、現金一括納付が原則ですが、相続財産によっては不可能な場合があり、一定の条件のもとに物納が認められています。遺産の分割がなされていない場合は、所有権が確定していないため、物納ができないこととなります。

4 一般の贈与（暦年贈与）の仕組みは

〔図表22〕　贈与とは

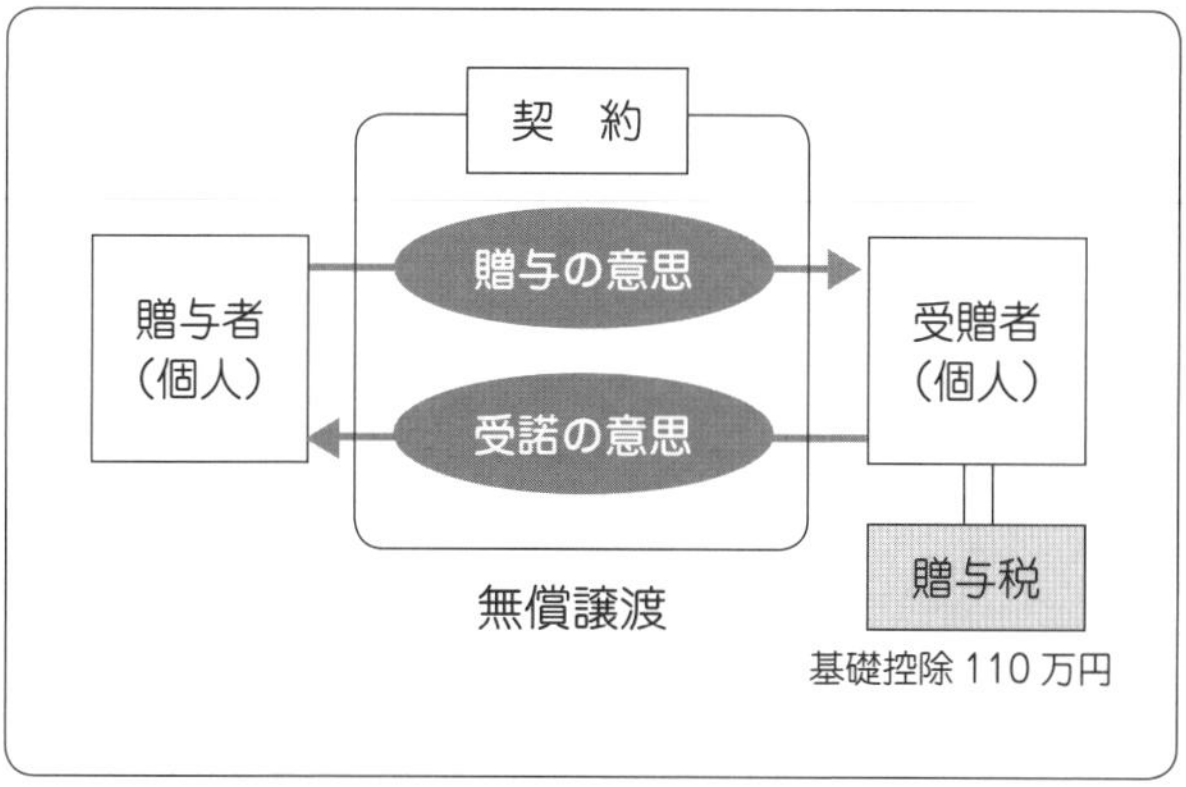

(1) 贈与税はどんなときにかかるのか？

贈与税とは、個人から現金や不動産など、価値のあるものをもらったときにかかる税金です。また、実際の価値よりも著しく低額で財産を譲り受けたり、債務を免除してもらったりしたときにも、贈与税は適用されます。

(2) 贈与税の課税対象となるものは？

個人から年間１１０万円（基礎控除額）を超える財産をもらったときには、贈与税がかかります。

贈与税は、贈与によってもらったすべての財産にかかります。この財産には、現金・預貯金・有価証券・土地・家屋・貸付金・営業権など、金銭

〔図表23〕

暦年課税贈与

贈与税は１年間（１月１日から12月31日まで）にもらった財産の合計額から基礎控除額の110万円を差し引いた残額に対してかかる

（財産の合計額 -110万円）×税率 - 控除額

１年間にもらった財産の合計額が110万円以下なら贈与税はかからない

●税率

基礎控除後の課税価格	税　率	控除額
200万円以下	10%	-
300万円以下	15%	10万円
400万円以下	20%	25万円
600万円以下	30%	65万円
1,000万円以下	40%	125万円
1,000万円超	50%	225万円

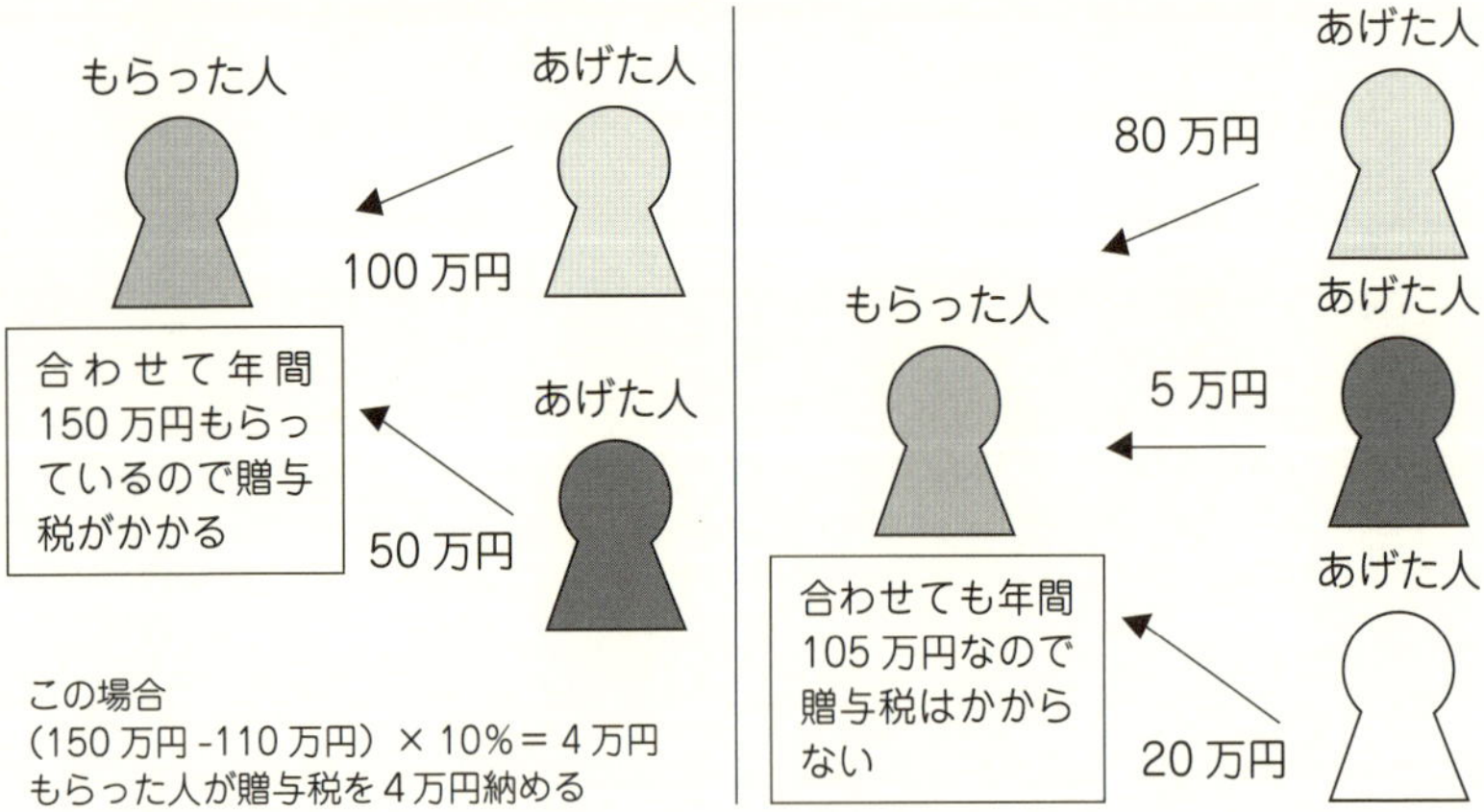
もらった人
あげた人
100万円
あげた人
50万円
合わせて年間150万円もらっているので贈与税がかかる
この場合
（150万円 -110万円）×10%＝４万円
もらった人が贈与税を４万円納める
あげた人
80万円
もらった人
あげた人
5万円
あげた人
20万円
合わせても年間105万円なので贈与税はかからない

に見積もることができる経済的価値のあるものすべてが含まれます。

なお、贈与ではあるが非課税とされるものがあります。たとえば、扶養義務者からもらう生活費や教育費、その他香典・歳暮・お見舞いなど、社会通念上相当と認められるものは贈与税がかかりません。

(3)　贈与税の計算方法

贈与税は1年間（1月1日から12月31日まで）にもらった財産の価額の合計額から基礎控除額１１０万円を引き、その残額に贈与税の税率を掛け、さらに控除額を差し引いた額が納税額です。これを暦年贈与と呼びます。

たとえば、祖父より現金１００万円、父より現金50万円をもらった場合、税金は４万円かかりますが、父より80万円、母より25万円もらった場合は税金がかかりません。

5 相続時精算課税制度（生前贈与）とは

贈与税の計算には、一般の贈与税（暦年贈与）と相続時精算課税制度（生前贈与）といわれるものがあります。

この生前贈与制度は、平成15年に創設されたものですが、今までは相続税と贈与税は別々に課税していたものを、一体化させて課税するのがこの制度です。

この制度の背景は、高齢者が有している金融資産を若い世代へ移転させることによって、消費を刺激し、景気を活性化させようとするねらいがありました。

この制度の主な内容については、次のとおりです。

・贈与者は65歳以上の親であり、受贈者は20歳以上の子供であること
・非課税枠は一生涯において2500万円であり、複数年にわたり利用できること
・2500万円を超える金額には、一律に20％の贈与税がかかること
・一度この制度を利用すると、以後の贈与についてこの制度を使うこと
・この制度を利用して贈与した財産は、相続時に相続財産に含めて計算され、その際の価格は贈与時の価格となり、支払った贈与税は清算されること

〔図表24〕　**相続時精算課税制度の税額計算**

例）法定相続人１人で 3,000 万円を生前贈与した場合
（相続時精算課税制度を選択）

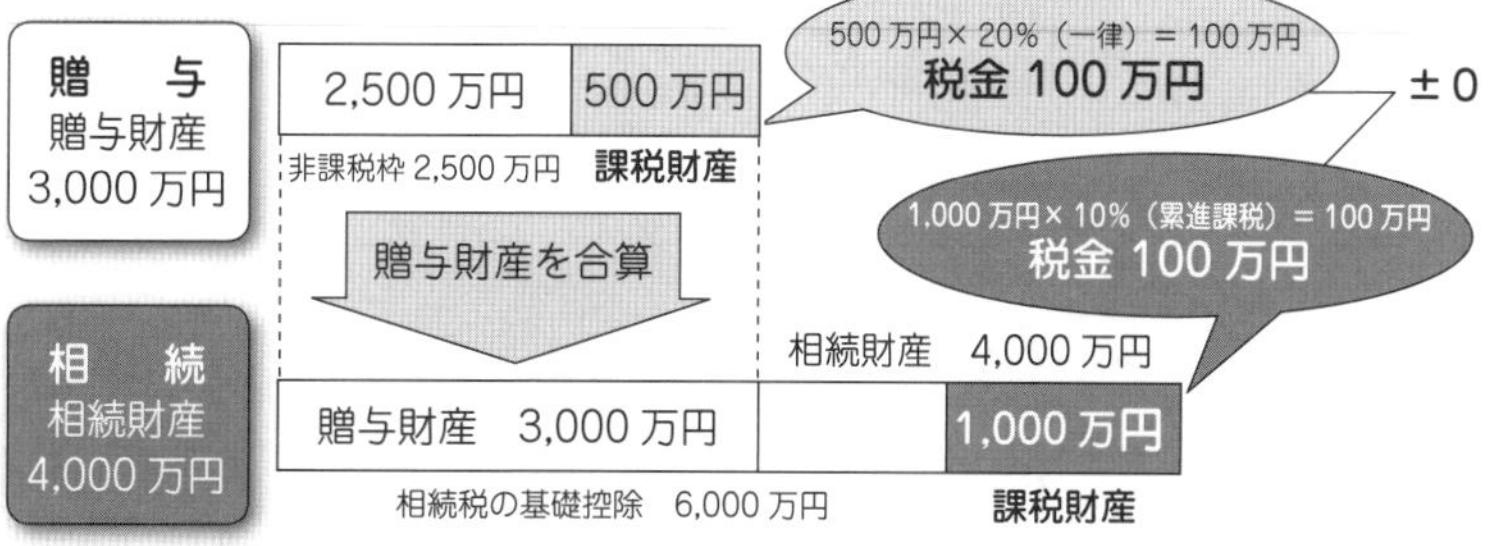

○贈与時の課税

2,500 万円の非課税枠を超えた額に対しては、一律 20%の課税がなされるため、贈与時の納付税額は、500 万円× 20%＝ 100 万円となる。

○相続時の課税

相続財産に精算すべき贈与財産の額を加えて、通常の相続税の基礎控除額を利用し、この控除額を超えた部分に相続税が課税される。ただし、すでに納めている贈与税額は控除することができるので、納税すべき相続税額はゼロになる。

・最初にこの制度を利用するときに届け出が必要

〔図表24〕をご覧ください。これは生前に３０００万円を、この制度で贈与して贈与税を１００万円納付していたケースです。

贈与した人が亡くなった際、遺産の額は４０００万円でした。この場合、相続財産は７０００万円となり、基礎控除が６０００万円、相続税が１００万円と計算され、贈与税との清算をし、納付する相続税はゼロということになります。

6 生前贈与制度の事業承継における活用のしかた

〔図表25〕　収益物件の贈与とは

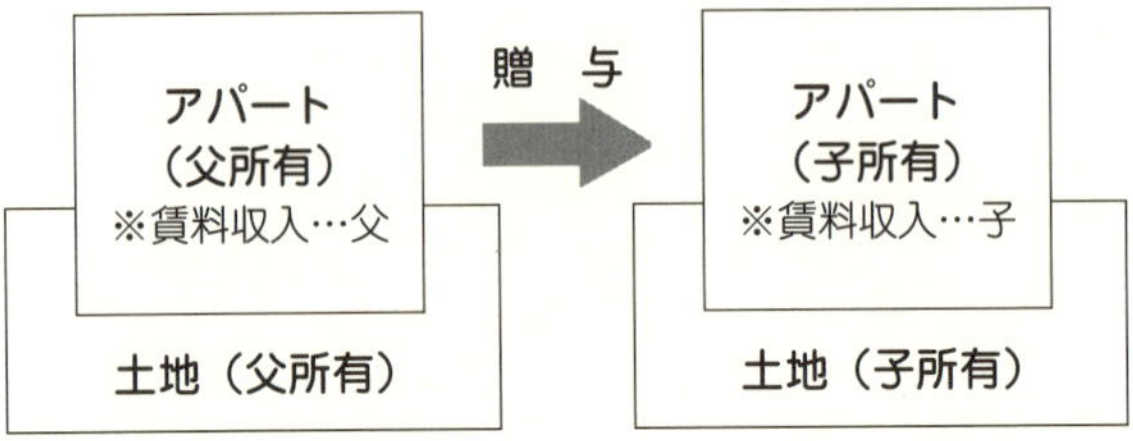

(1) 収益物件の贈与

従来、収益性の高いアパートなどを子に贈与しようとしても、高額な贈与税の負担のため、実際にはなかなか贈与できない状況でした。生前贈与制度では、非課税枠が拡大され、贈与税率が20％と一定税率のため、これらのことが容易になりました。

しかも、収益物件からの収入はその後、子に移転することになります。つまり、財産を贈与するだけでなく、その後の収益も合わせて贈与できることになり、贈与の効果は大きいといえるでしょう。

(2) 医療法人の出資持ち分の贈与

本制度を利用して医療法人の出資金を贈与した場合、相続時に相続財産に加算される価額は、前述のとおり贈与時の価額です。

たとえば、現在、３０００万円の出資金を贈与したとします。その後、医療法人に収益が留保され、相続時に６０００万円に上昇していても、相続時の出資金評価は３０００万円のままになり、相続税も低くなります。相続税率が仮に30%なら税額で９００万円の節税効果が生まれます。

(3)　生前の財産分割・事業承継

第６章の山田先生のケースでも見ましたように、実際に相続が発生すると遺産分割で紛糾するケースが多く見受けられます。そのため、本人が元気なうちに、たとえば事業を承継する子供に事業用の財産を贈与します。それ以外の子供には、その他の財産を贈与し、その代わりとして遺留分の放棄をしてもらい、残りの財産を遺言で相続させるようなことも行いやすくなりました。

生前に贈与を受ける子についても、相続時に財産を取得する場合に比較し、金銭的な余裕がない年代で、財産の贈与を受けたいと考える方が多いと思われます。

「補完型承継」というバトンタッチ

異なる個性の組み合わせの場合

ツナワタリ系⇒ハシワタリ系の場合

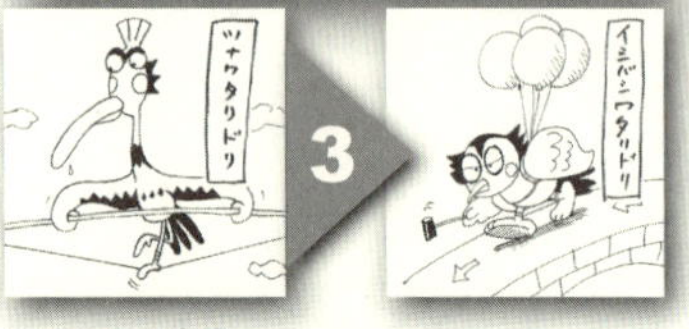
ツナワタリドリ
3
イシバシワタリドリ

▼よくある事態

反応が少なく、理解不能になる。
スピードが遅く、イライラする。

▼対話アドバイス

まずは、相手の不安や目標を聴く。
慌てない、焦らない、急かさない。
攻めから守りへの方針転換が可能。
手順書を活用し、安定維持を依頼。

ハシワタリ系⇒ツナワタリ系の場合

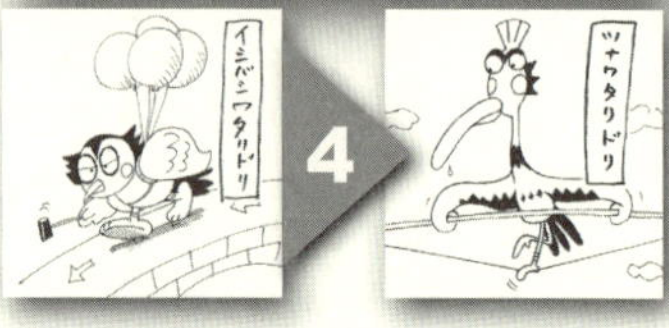
イシバシワタリドリ
4
ツナワタリドリ

▼よくある事態

発想についていけず、理解不能に。
スピードが速く、オロオロする。

▼対話アドバイス

必ず、相手の夢を聴いて共感する。
その上で手順書に基いて対話する。
守りから攻めへの方針転換が可能。
安全策から積極策へ。リスクは拡大。

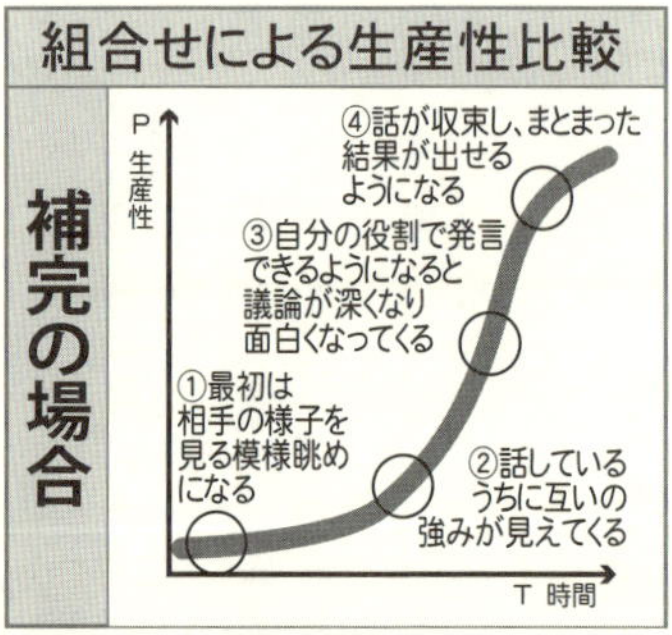
組合せによる生産性比較
補完の場合
P 生産性
T 時間
①最初は
相手の様子を
見る模様眺め
になる
②話している
うちに互いの
強みが見えてくる
③自分の役割で発言
できるようになると
議論が深くなり
面白くなってくる
④話が収束し、まとまった
結果が出せる
ようになる

自分一人では想いもかけなかった
喜びのドラマが始まります。あとあと、
ずっとステキな関係が待っています。

■異質な個性のバトンタッチ

補完型の場合は、思考行動パターンが異なりますから、合意形成に時間がかかります。しかし、目標を共有しながら対話を重ねていけば、互いの強みを生かし合う相乗効果が生まれます。その関係性も長続きします。すぐに合意できなくてもあきらめないことです。性格の不一致が問題なのではありません。

■組み合わせ別
対話アドバイス

補完

世渡り鳥進化論 5 【ええ対話塾】 ☆事業承継編☆

第8章

リタイアメントプランに役立つ実践手法

★この章では、リタイアメントプランを作成する上において、知っておくべき実践手法を、わかりやすいQ&A方式で説明します。

1 公的年金に関する手法〈国民年金の任意加入〉

Q1 現在、国民年金に加入していますが、60歳まで納めても40年には満たないため、満額給付は望めません。将来受給する年金を増やす方法はありますか？

A1 老齢基礎年金は、国民年金（厚生年金、共済年金期間も含めて）に25年以上加入していないと受給することができないなどの受給資格要件があり、20歳から60歳までの40年間にわたって保険料を納めた場合、65歳から満額の年79万２１００円（平成22年価格）が受給できる仕組みです。

保険料の納付が40年に満たない場合は、加入月数により年金額が減額されます。国民年金の加入期間１ヵ月は受取年金額の約１６５０円に相当しますので、たとえば37年間国民年金に加入した場合は「37年×12ヵ月×1,650円＝732,600円」と受給額を概算することができます。

国民年金の納付は20歳から60歳までだと思われがちですが、60歳に達した時点で25年の受給資格要件は満たしているものの、少しでも将来の年金額を増額したいという場合には、

〔図表26〕　**国民年金の任意加入**

国民年金の受給者資格要件（25年）を満たしている60歳以上65歳未満の人が、年金額を増やす目的で60歳以降に任意で国民年金に継続加入すること。

●年金加入期間が40年に満たない人が、60歳(平成23年)以降任意に継続加入した場合

任意加入期間	1年間	2年間	3年間	4年間	5年間
追加保険料総額※1	約18万円	約36万円	約55万円	約74万円	約93万円
65歳以降毎年受け取る老齢基礎年金の増加額※2	**年 約2万円**	**年 約4万円**	**年 約6万円**	**年 約8万円**	**年 約10万円**

※1　国民年金保険料　月額15,100円（平成22年度）　毎年280円ずつ引き上げられる
※2　任意継続加入期間1ヵ月あたり約1,650円年金額が増加する

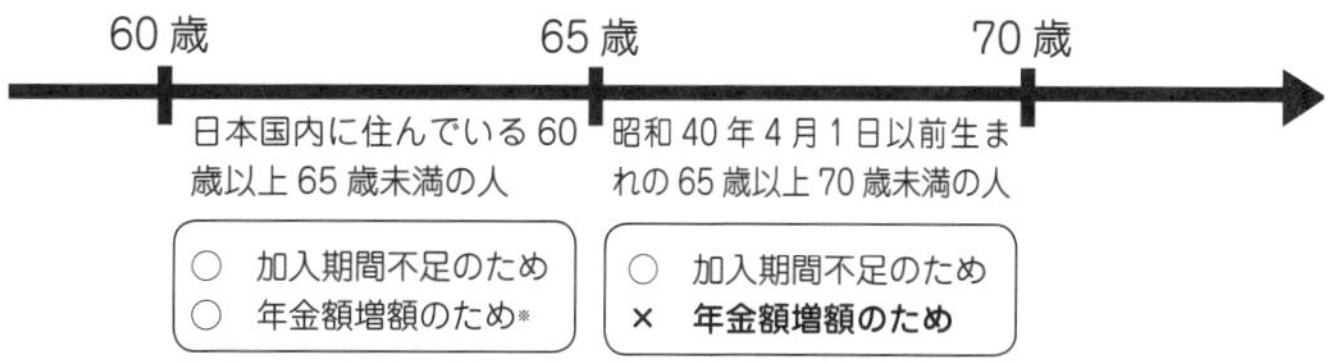

65歳までの5年間に限り、任意で継続加入することが認められています。

たとえば、61歳までの1年間、18万円程度の保険料を任意で納めると、65歳からの受給額は年間で2万円程度アップしますので、75歳まで10年間受給して原資回収、85歳まで20年受給して2倍の運用になります。一定の平均余命まで生きると仮定すると、有効な手法といえそうです。

なお、昭和40年4月1日以前生まれで、60歳時点で25年の受給資格要件にまだ満たない場合には、最長で70歳まで任意加入を継続することができます。

2　公的年金に関する手法〈繰り下げ給付〉

Q2　国民年金に加入しています。67歳で現役の兄から「年金受給を繰り下げている」と聞きましたが、どのような方法ですか？

A2　65歳から受給できる老齢基礎年金をあえて据え置き、年齢を繰り下げて受け取る「繰り下げ受給」という選択肢があります。これは１ヵ月受取りを遅らせるごとに年金額が０・７％ずつ増額されるという仕組みで、最長で70歳まで受取りを遅らせることが可能です。65歳時点で繰り下げを選択した場合、12カ月以上経てば（66歳以降は）１ヵ月単位でいつでも受給を開始することができます。

たとえば、最長の70歳まで受取りを遅らせると、65歳からの受給と比べて年42％の年金額が生涯にわたってアップします。

２０１０年度の年金価額で試算してみますと、65歳から受給できる老齢基礎年金が満額（40年間加入した場合）の年79万２１００円の場合、70歳まで繰り下げた年金額は１１２万４８００円となり、年間で33万円程度受給額が増加することになります。

〔図表27〕　**繰り上げ・繰り下げ受給**

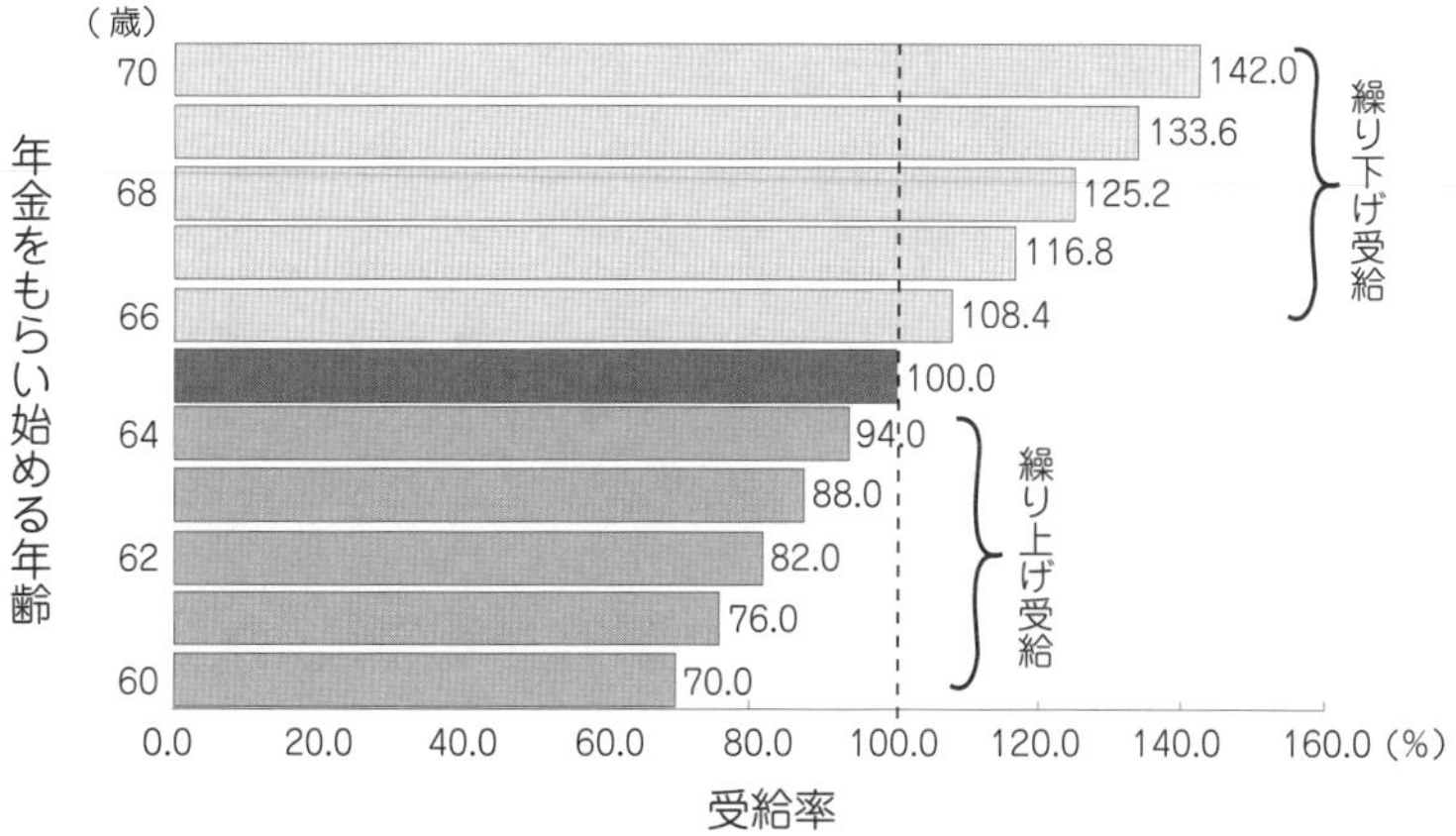

　これを受取年金額の総額で比較すると、81歳を超えて長生きする場合には、繰り下げ受給を選択したほうが総額的にもお得だったということになり、健康に自信があるか否かが大きな焦点といえます。また、収支面から見た場合、繰り下げを選択するには60代後半も一定の収入がある、取り崩しに対応できるだけの貯蓄があるなども必要となってきます。実際に活用を検討する場合には、60代後半の働き方なども含めて行うべきでしょう。

　なお、公的年金には、繰り下げとは逆に受給を最短で60歳まで早めることができる繰り上げ受給も準備されており、こちらは1ヵ月早めるごとに0・5％の年金額が生涯にわたって減額されます。

　繰り上げ、繰り下げ、双方にメリット・デメリットがありますので、活用を検討する場合には、社会保険事務所の窓口や専門家に相談するなどして詳細の確認を行いましょう。

3 自助年金に関する手法〈小規模企業共済〉

Q3 現在、国民年金と国民年金基金に加入していますが、それ以外にリタイア後安定収入を保つための有利な準備方法はありますか？

A3 国民年金がベースの場合、1章でもご説明したように、自助努力での年金準備は必須といえます。生命保険会社や銀行など、民間の金融機関からさまざまな商品が提供されていますが、単純に投資信託や個人年金に加入するのではなく、その前に使える制度を確認してみましょう。立場を利用した税金還付にも注目することで、驚くほど高利回りの資質をもった年金準備方法が存在するのです。

そのひとつが小規模企業共済制度への加入です〔図表28参照〕。この制度はその名のとおり、小規模な事業を営んでいる個人、法人のオーナーや役員のために国が提供している共済制度で、将来、事業を誰かに承継したり、本人が退職したりするときに退職金として受け取ることができるというものです。

最高積立額は月額7万円（年間84万円）ですが、この制度の大きな特長は、この積立額

〔図表28〕

小規模企業共済制度

■制度内容

・従業員20人以下の企業の個人事業主や役員が事業を退職・廃業した場合に共済金が支払われる制度（新規加入時に従業員の人数要件を満たしていれば、その後人数要件を満たさなくなった場合も脱退する必要はない）

・掛金は500円刻みで月額1,000円～70,000円

■メリット

・掛金は、全額所得控除（小規模企業共済等掛金控除）の対象となる

・一時金、または年金受取が可能

・共済金は「退職所得」または「公的年金等の雑所得」扱いとなる

・払い込んだ掛金合計額の範囲内で、事業資金などの貸付（担保・保証人不要）を受けられる

■注意点

・共済金は請求事由によって受け取れる金額に違いがある（事業を廃止したとき・契約者が亡くなったときが、もっとも受け取れる金額は大きい）

・いつでも解約できるが、払込みが20年未満で任意解約した場合、解約手当金が掛金残高を下回る

全額を所得控除の対象にできる点です。

商品自体の予定利率は現在1％ですが、所得控除による税金の還付を運用率で考えると、最低税率の人でも、15％以上の利回りがある金融商品に投資しているのと同じ意味をもつことになります。ましてや最高税率が適用されている先生の場合、50％以上の利回りがあることになり、これをすべて国が保証してくれている確定利回りの金融商品だと考えると、結果的に前代未聞の運用商品に投資しているのと同じことになります。

また、積立途中で一時期資金が必要なときには、事業資金等の貸付制度が設けられていますので、医院の経営者にとっては大きなメリットであるといえるでしょう。

4 自助年金に関する手法＜確定拠出年金個人型＞

Q4 先日、雑誌に「確定拠出年金個人型」の記事が載っていたのですが、これはどのようなものですか？

A4 確定拠出年金とは、２００１年に導入された退職資金準備制度で、当初は日本版４０１Ｋなどとよく呼ばれていました〔図表29参照〕。企業が従業員に対して提供する企業型と、個人が自分自身で積立てを行う個人型がありますが、先生方が利用するのは個人型でしょうから、ここでは個人型について確認しておきましょう。

個人型に加入できるのは、自営業者などの第1号被保険者、もしくは第2号被保険者でも、会社に手厚い年金制度が存在しない場合に限ります。

第1号被保険者の場合には、国民年金基金の積立額と合算して月額６８０００円まで積み立てることができ、最大のメリットは国民年金基金や小規模企業共済制度と同様、積み立てた金額が、全額所得控除の対象となる点です。

この制度の特長は、金融機関を通じて提示された金融商品の中から、自分が選んだ商品

〔図表29〕　**確定拠出年金制度**

拠出時：所得控除
加入者が拠出した掛金は全額所得控除の対象

運用時：非課税
利息や売却益が非課税

給付時：所得控除
年金は公的年金等控除の対象
一時金は退職所得控除の対象

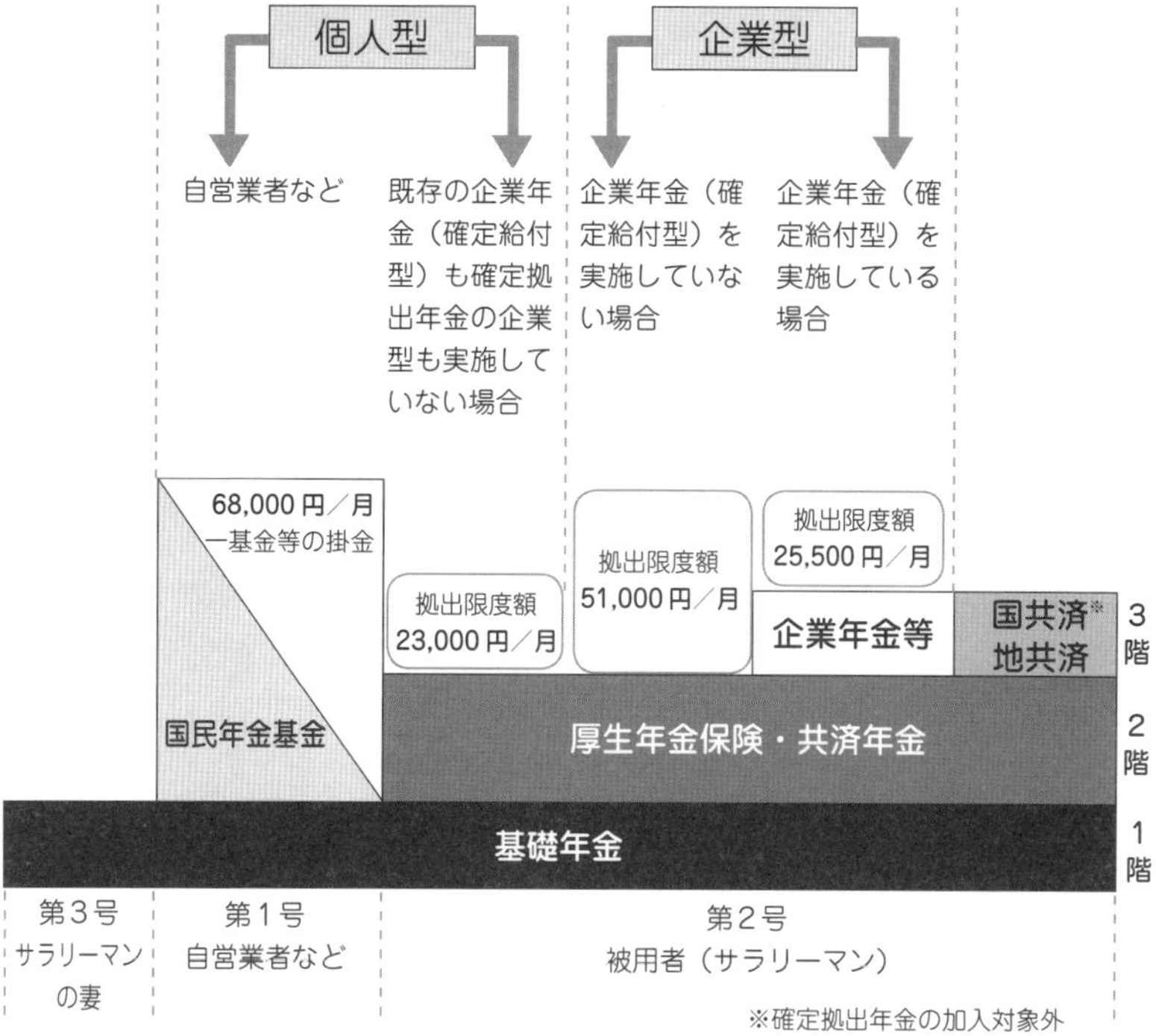

を組み合わせて運用することが可能だという点です。選択肢の対象としては、定期預金や積立年金、各種投資信託などが、通常15～20程度準備されています。

リーマンショック以降は、より幅の広い分散投資の必要性が高まり、選択肢の中には株式や債券で運用するもの以外に、金などの商品指数や不動産指数などに連動する投資信託も加わりはじめています。

確定拠出年金は、運営管理機関と呼ばれる郵便局・銀行・証券会社など、ほとんどの金融機関の窓口での申込みが可能ですが、対象商品数や取扱手数料などにはかなりの差があります。また、あくまでリタイアでの資金準備のための制度なので、60歳までの期間での解約はできません。利用する場合には、ファイナンシャルプランナーなどの専門家に相談の上、検討されることをおすすめします。

5 民間保険を使った手法〈長期平準定期保険〉

Q5 現在、掛捨て型の死亡保障に入っていますが、退職後の資金準備も心配です。当面の死亡保障と将来の年金を、同時に確保できる方法はないでしょうか？

A5 歯科医院は、医師1人の腕に、家族や従業員の生活がかかっている場合も多く、万一の際への対策を検討することも必要です。ただし、目先の死亡保障にばかりとらわれると、ほとんどの保険料が掛捨てとなり、老後の蓄えが追いつかないケースも多く見受けます。目先の保障と将来の年金、W効果のある方法を確認してみましょう。

ひとつは98歳定期保険、１００歳定期保険などと呼ばれる長期の平準定期保険の活用法です〔図表30参照〕。定期保険とは、その名のとおり、定められた期間の死亡を保障するというもので、通常、個人は10年定期など短期間のものに加入するケースが多いのですが、短期の定期保険は期間が終了すると、納めた保険料は基本が掛捨てとなります。

院長先生の場合、途中で解約しても返戻率の高い、長期の定期保険の仕組みを活用し、当面の死亡保障と将来の解約返戻金、両方の妙味を手に入れるようにすべきです。

〔図表30〕　**長期平準定期保険**

●低払いもどし金型定期保険の場合

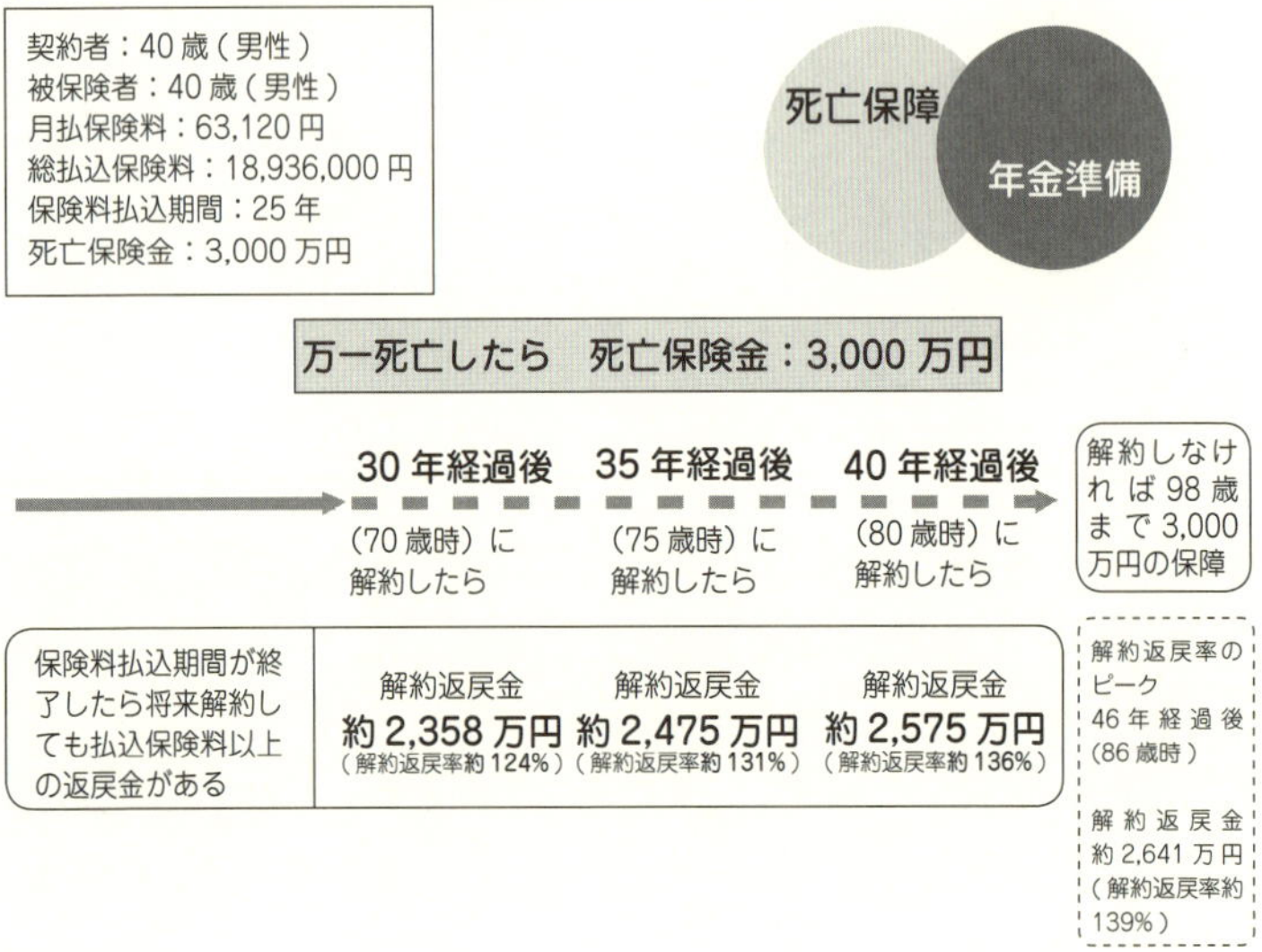

事例は、40歳の男性が65歳までの25年間、毎月6万円の保険料を納めて98歳定期保険に加入した場合です。保障期間に死亡した場合には、３０００万円の死亡保険金が支払われますが、たとえば70歳時で解約した場合には、払込保険料１９００万円弱に対して、２３５０万円の返戻金があり、１２４％の返戻率となります。

金利の低い預貯金にお金を預け、一方で短期の掛捨て型定期保険に加入することを思えば、保障と蓄えの「Wの妙味」が得られることになります。とくに、医療法人の立場を活用できる場合は、支払保険料の一定を損金扱いとすることができるので、節税対策の効果も兼ね備えている手法といえます。

6 民間保険を使った手法〈外貨建て終身保険〉

Q6 他にも、保障と年金を同時に確保できる有利な方法はありますか？

A6 国内金利は、先進国の中でも最低基準を未だ維持し続けている中、最近は日本よりも金利の高い、外国の金利で保険料を運用する外貨建て終身保険や外貨建て個人年金商品が発売されています〔図表31参照〕。為替リスクは生じますが、円建てのものより予定利率が高めのため、為替の動向次第では利用を検討するのも一法でしょう。

事例は40歳の男性が65歳までの25年間、前出の98歳定期保険と同様の月額６万円程度の保険料（ただしドルベース）を納めて、米ドル建て終身保険に加入する例です。

前述の98歳定期保険は、払込保険料１９００万円の死亡保障が３０００万円だったのに対して、外貨建ての場合は、払込保険料２００００ドルの死亡保障が４００００ドルと、払込保険料に対しての死亡保障が大きくなります。

同様に、70歳で解約した場合の返戻率を見ても、１３１％とドルベースではあるものの高めに設定されています。為替の影響はありますが、将来ドルでの受取りも可能なので、

〔図表31〕　米ドル建て終身保険

●米ドル建て終身保険の場合

契約者：40歳（男性）
被保険者：40歳（男性）
月払保険料：673.40ドル（60,606円※）
総払込保険料：202,020.00ドル（18,181,800円※）
保険料払込期間：25年
死亡保険金：400,000ドル

※1ドル＝90円の場合

万一死亡したら　死亡保険金：$400,000

30年経過後	35年経過後	40年経過後	
（70歳時）に解約したら	（75歳時）に解約したら	（80歳時）に解約したら	解約しなければずっと$400,000の保障

保険料払込期間が終了したら将来解約しても払込保険料以上の返戻金がある	解約返戻金 $266,388（解約返戻率約131％）	解約返戻金 $292,836（解約返戻率約144％）	解約返戻金 $318,168（解約返戻率約157％）

子供の留学資金などへの準備手法として利用されるケースも出てきています。

　ただし、こちらは終身保険のため、医療法人で契約する場合でも損金扱いになりません。

　また、最近では、被保険者が喫煙か非喫煙か、健康体か標準体か……などによっても保険料が異なる時代です。

　保険契約の場合には、その会社の信用度はもちろん、立場を利用しての割引制度なども確認することが重要な時代といえます。

7 教育資金に関する手法〈奨学金・教育ローン〉

Q7 子供を２人とも歯学部に進学させたいと考えています。いくらかの蓄えはありますが、全額拠出してしまうと、老後の蓄えが枯渇してしまいます。有利な借入れの方法などを教えてください。

A7 歯科医院を営む一家の場合、将来の医院承継問題なども踏まえ、子供の進学に注力する傾向が強いのも実際です。子どもが生まれてから成人するまでにかかる費用は、養育費と教育費を合わせると、平均で３０００万円程度といわれていますが、歯科大への進学を考慮して小学校や中学校受験などから取り組むと、子供１人にかかる費用は５０００万円、私大の場合は1億円といわれております。

子供の進学資金として蓄えがある場合は別として、目の前の資金をとりあえず取り崩して対応したり、もしくは高金利の貸付を一時期使って対応したりしてしまうようなことがあると、リタイア後の準備どころか、目先の家計破綻にもつながりかねません。

「優雅に育ててもらったけれども、医院を継いでみたら実は借金で大変だった」などと

ローンの一例

<table>
<tr><th colspan="5">貸　付</th><th colspan="6">返　還</th><th rowspan="2">申込先</th></tr>
<tr><th>金　額</th><th>金　利</th><th>在学中の利息の有無</th><th>一括融資</th><th>分割融資</th><th>在学中の元金据置</th><th>最長返済期間</th><th>元利均等返済</th><th>月賦</th><th>半年賦</th><th>年賦</th></tr>
<tr><td>300万円</td><td>固定：2.45％</td><td>有</td><td>○</td><td>×</td><td>○</td><td>15年</td><td>○</td><td>○</td><td>×</td><td>×</td><td>日本政策金融公庫または金融機関</td></tr>
<tr><td>（国・公立大学の場合）
自　宅：45,000円
自宅外：51,000円</td><td>無利息</td><td>無</td><td>×</td><td>○</td><td>○</td><td>20年</td><td>×</td><td>○</td><td>○</td><td>×</td><td rowspan="2">学　校</td></tr>
<tr><td>（大学の場合）
月3・5・8・10・12万円（※）から選択</td><td>上限3％</td><td>無</td><td>×</td><td>○</td><td>○</td><td>20年</td><td>○</td><td>○</td><td>○</td><td>×</td></tr>
<tr><td>貸付金額に上限なし（使途は入学金・授業料に限られる）</td><td>無利息</td><td>無</td><td>納付書の提出を受けて学校へ直接奨学金を振込</td><td colspan="7" rowspan="2">コースにより異なり、４年制コースで400万円、２年制コースで200万円までは返済不要</td><td rowspan="2">日本経済新聞育英奨学会</td></tr>
<tr><td colspan="4">＊４年制コースの場合、勤続４年目に海外研修に招待あり（自己負担なし）</td></tr>
</table>

対象者・奨学金の特徴	学力基準	所得上限	募集・選考時期
授業料の納付が困難な学業優秀者および学資負担者が死亡または風水害などの災害を受けた場合等で授業料の納付が困難な場合に、授業料を一定額免除する制度。	有	な　し	前期４月上旬 後期10月上旬
経済的理由により学費負担が困難な学業成績優秀者に対して、授業料の一部を無利子で貸与する制度で、１年以上在学している者が対象。	有	な　し	６月ごろ
一般選抜前期日程の成績上位（入学定員の１％）で合格・入学した１年次生が対象。	有	な　し	３月ごろ

（平成22年９月現在）

〔図表32〕　**奨学金・教育**

実施（取扱）団体	名　称	使　途		条　件				
		入学金・授業料	その他	学力基準	給与所得世帯の収入基準	給与所得以外の世帯の所得基準	その他	保証料・保証人
日本政策金融公庫	教育一般貸付	○	○	×	子の人数に応じて790万円～1,190万円以下	子の人数に応じて590万円～960万円以下	収入・所得基準を上回る場合、特例要件あり	○
日本学生支援機構	第一種奨学金	○	○	○	約882万円以下（目安）	約396万円以下（目安）	高等学校入学から出願時までの成績の平均値が3.5以上（在学採用奨学生は、別途基準あり）	○
	第二種奨学金	○	○	○	約1,134万円以下（目安）	約684万円以下（目安）	予約・在学採用奨学生ともに、高等学校における成績が出身学校におけるその者の属した学年の平均水準以上	○
日本経済新聞育英奨学会	日経新聞奨学金	○	×	×	朝刊、夕刊の配達が可能で健康面での基準に達した人でやる気のある人（夕刊の配達時間に必須科目の授業がない大学に限る）			○

※私立大学の医学・歯学・薬学または獣医学に在学する場合は、月16万円（医学・歯学課程）、14万円（薬学・獣医学課程）を選択することができます

奨学金名称	区　分	金額（年額）
東京医科歯科大学授業料免除制度	免　除	授業料（前期または後期）の全額もしくは半額
大阪歯科大学奨学金制度	貸　与	後期授業料の一部
岡山大学歯学部成績優秀学生等奨学金制度	免　除	1年次の授業料相当額

いったケースが実際に多いものです。

できるだけ早い時期から、子供と進路について話し合い、まずは必要な資金の目安をつけておきましょう。そして、将来の収支に影響が出そうな場合は、奨学金制度の活用や低金利教育ローンの活用など、使える制度をしっかり把握した上で、中長期にわたっての計画を立てることが、子供にとっても重要になります〔図表32参照〕。

最近は、国の奨学金制度以外に、学校独自の制度なども出てきています。必要資金と合わせて確認しておきましょう。

8 住宅ローンに関する手法〈借換えによる金利軽減〉

Q8 10年前にマイホームを購入し、住宅ローンがあと25年残っています。現在、2・8%の長期固定金利で返済をしていますが、最近、低金利の住宅ローン商品があると聞きました。このまま返済を続けていくほうがいいのでしょうか？

A8 日本の持ち家志向は依然高く、35歳をすぎると持ち家率が急速に増加し、60代では70%以上の割合で持ち家を保有しています。持ち家購入に資金を回しすぎ、他の支出がひっ迫するというケースも少なくはありません。より豊かさを求めた持ち家の購入が不安材料になりかねないためにも、購入後も住居と向き合う習慣をつけましょう。

国内金利の低迷で預貯金の利息はさっぱりですが、唯一恩恵を受けることができるのが借入金であり、身近なものとして住宅ローンがあげられます。

経済の悪化にともなう金利の引下げに加え、最近では信託銀行やネット銀行までもが住宅ローン商品を強化する中、金融機関におけるキャンペーン商品が激化し、その結果、住宅ローンの新規借入や見直し（借換え）を検討する個人にとっては、追い風が吹いている

〔図表33〕 借換えの一例

●現在の住宅ローン

10年前に借入れ	
借入額	3,000万円
返済期間	35年
金　利	2.8%
毎月返済額	112,132円
35年間の総返済額	約4,710万円

10年間で支払った
返済総額
約1,346万円

現　在	
ローン残高	2,417万円
返済残期間	25年
毎月返済額	112,132円
残り25年間の総返済額	**約3,364万円**

変動金利（全期間1.5%優遇）に借り換えた場合

●借換え後の住宅ローン

約535万円の効果

返済額はそのままで期間を20年に短縮		
借入額		2,417万円
返済期間		**20年**
毎月返済額	～5年目	110,887円
	6～10年目	115,220円
	11年目以降	118,071円
総返済額		**約2,773万円**

約402万円の効果

返済額はそのままで返済額を減額		
借入額		2,417万円
返済期間		**25年**
毎月返済額	～5年目	90,816円
	6～10年目	95,521円
	11年目以降	99,024円
総返済額		**約2,900万円**

〔借換えにかかる諸経費の一例〕
（返済期間20年の場合の概算）

・保証会社管理保証料	357,467円
・抵当権設定関係費用	98,400円
・保証会社事務手数料	31,500円
・印紙税	20,200円
・司法書士報酬	56,000円
合　計	563,567円

※変動金利を5年目までは2.475% -1.5%＝0.975%、6～10年目は3.0% -1.5%＝1.5%、11年目以降は3.5% -1.5%＝2.0%と仮定して試算しています。
※借換えの効果は諸経費を加味したものです。

状況です。

〔図表33〕の事例は、２４１７万円の残債を、現在のローンから最近のものに借り換えた場合の一例ですが、借換えの諸経費を使っても、返済額に５００万円相当の効果が期待できます。借換えのために金融機関に出向く回数は多くても3回程度。３回でリタイア後の手元資金が５００万円増えると思うと、実行してみる価値はありそうです。

なお、借換えを行う際には、現在の住宅ローンが6ヵ月以上にわたって返済が滞っていないかなど、一定の条件があります。常日頃からのお金に関する生活習慣にも気を配ることが重要です。

実際、借換えが有効か、どの金融機関を活用するべきか、といったことについては、公平に判断してくれるファイナンシャルプランナーなどの専門家に相談してみるとよいでしょう。

9 住宅ローンに関する手法〈リバースモーゲージ〉

Q9 夫婦2人で子供はいません。医院は第三者に承継しましたが、自宅の活用について考えています。何か有効な手法はありますか？

A9 急激な高齢化は、公的な年金や医療制度などへの不安材料として取り上げられていますが、一方で高齢者が増えるほど、今後は官民問わず、さまざまな高齢者を対象としたサービスを提供してくることも予測されます。

リバースモーゲージがそのひとつです。リバースモーゲージとは、主に60歳以上の高齢者が、持ち家（主に土地）を担保に、リタイア後の資金を調達する仕組みをいい、市区町村や一部の金融機関で提供されています〔図表34参照〕。

調達した資金は、事業資金としての活用は禁じられているものの、年金不足への対応やゆとり資金など、基本的に自由に使うことができます。また、生きている間の返済は、不要もしくは利子のみと負担も少なく、本人もしくは同居する家族が死亡した時点で返済することになります。返済する現金がない場合は、担保に入れた住宅を売却して対応します。

〔図表34〕　**リバースモーゲージ**

リバースモーゲージとは、自宅を担保にお金を借り、死亡後に担保物件の処分などで返済するタイプの金融商品。年金タイプで受け取ったり好きなときに融資を受けたりすることができる。最近ではマンションを担保にすることも一部可能になった。

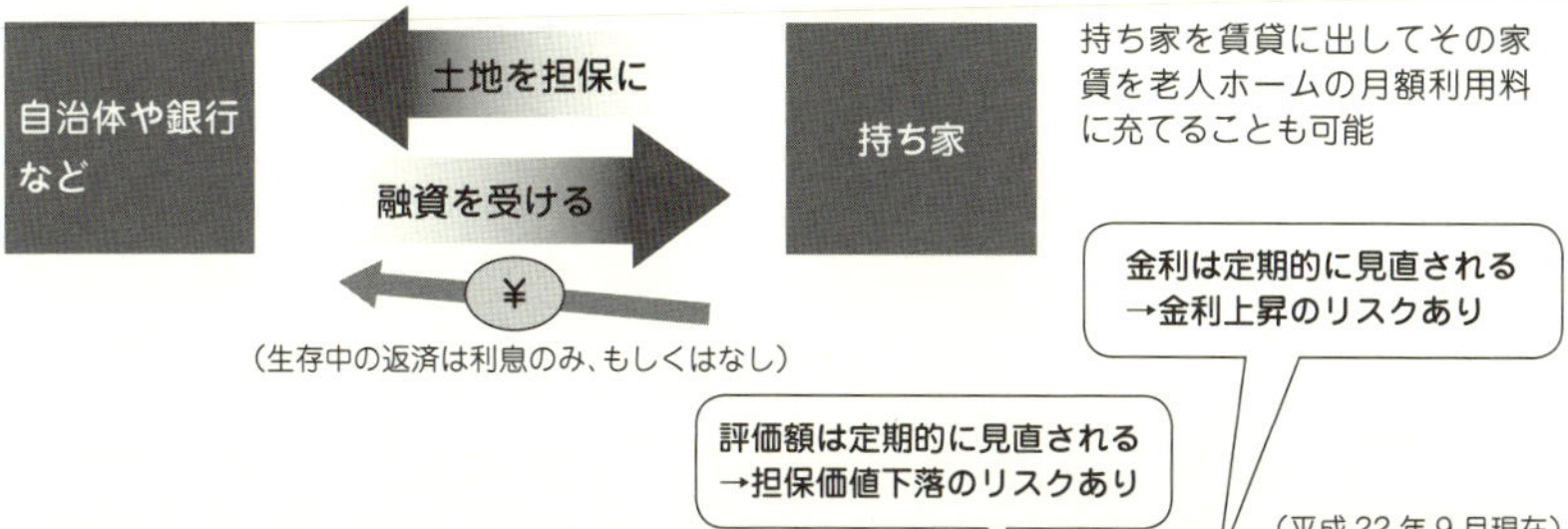
自治体や銀行など
土地を担保に
融資を受ける
持ち家
¥
（生存中の返済は利息のみ、もしくはなし）
持ち家を賃貸に出してその家賃を老人ホームの月額利用料に充てることも可能
金利は定期的に見直される
→金利上昇のリスクあり
評価額は定期的に見直される
→担保価値下落のリスクあり

（平成22年9月現在）

実施主体	対象年齢	対象地域	対象物件	借入金の使途	借入金額	金　利	返済時期
東京スター銀行	55歳～80歳	店舗から2時間程度	一戸建て（東京・神奈川・千葉・埼玉に限定）	自由	最高1億円（土地の担保評価額の80%まで）	変動3.29%（新規）	利息：毎月 元本：死亡時
中央三井信託銀行	65歳以上	埼玉 愛知 大阪 京都 兵庫	土地評価額4,000万円以上	自由	土地の評価額の50%程度	変動2.975%（短プラに連動）	利息：死亡時 元本：死亡時
群馬銀行	60歳以上	群馬県内の原則路線価のある地区	一戸建て	自由	最高1億円（土地の担保評価額の60%まで）	変動3.475%（短プラに連動）	利息：毎月 元本：死亡時
東京都武蔵野市	65歳以上	武蔵野市内	一戸建て※マンションも可（築年数13年以内）	福祉公社サービスの利用料、生活費、医療費などに限定	土地：売買時価の80%以内 マンション：評価額の50%以内	変動1.60%（長プラに連動）	利息：死亡時 元本：死亡時
都道府県社会福祉協議会	65歳以上	各都道府県	土地の評価額がおおむね1,500万円以上	生活費に限定	土地の評価額の70%程度 月額30万円以内	変動1.60%（長プラに連動）	利息：死亡時 元本：死亡時

＊その他の条件等詳細につきましては各機関にご確認ください。

持ち家を子孫に受け継ぐという王朝サイクルからの時代の変化が、このような制度を生み出したのでしょう。

ただし、市区町村が提供しているものは低所得者層への対応のみ、民間金融機関の提供はまだまだ地域や物件に限りがあるなど、今のところ課題も多く、これからの動向に注目したいところです。住宅金融支援機構が提供するリフォームに活用できるタイプなどは、比較的使いやすいといえるでしょう。

10　贈与に関する手法＜住宅取得資金贈与の非課税特例＞

Q10　マイホームをリフォームしようと考えていたところ、90歳になる父から突然「今なら住宅取得資金の贈与をしても、１５００万円までは贈与税がかからないらしい」と、資金援助の申し出がありました。本当でしょうか？

A10　リタイア後に資金が枯渇するのではなく、逆に資金の剰余、つまりは次世代へ受け継ぐ資産がある場合には、相続対策が課題となります。相続対策については、事業承継対策と合わせて、第６章で詳しく説明しましたが、ここでは住宅に関係する特例を２つほど見ておきましょう。

ひとつは、現在実施されている「住宅取得資金贈与の非課税特例」の活用です（図表35参照）。20歳以上の者が、両親もしくは祖父母から、住宅の購入や増改築等にかかわる資金の贈与を受けた場合、一定額までが非課税になるというもので、平成23年まで大幅な非課税枠が活用できます。

〔図表35〕　住宅関連制度

◆住宅取得資金贈与の非課税特例

20歳以上の者が、父、母または祖父母等から受ける贈与で、自らが住むための住宅の購入や増改築等を目的とした資金の贈与を受けた場合、一定の金額については非課税となる。従来の暦年贈与の基礎控除や相続時精算課税制度の非課税枠とは合算することができる。

●住宅取得資金の贈与を受けたときの贈与税の非課税枠の特例

年	所得制限	非課税枠
平成21年	なし	500万円
平成22年	なし	500万円
	所得金額2,000万円以下	1,500万円
平成23年	所得金額2,000万円以下	1,000万円

◆贈与税の配偶者控除

一定の要件を満たす夫婦間において、居住用不動産や居住用不動産を取得するための資金の贈与があった場合、最高で2,000万円の控除が認められる。贈与税の基礎控除110万円とは合算することができる。

●贈与税の配偶者控除の主な要件

婚姻期間	20年以上（婚姻届の提出日から起算）
贈与できるもの	自宅もしくは自宅の取得資金（増築を含む）
控除額	最高2,000万円
その他	・同じ夫婦の間では一度しか使えない ・適用を受けるためには申告が必要

　この特例で贈与された金額は、贈与後3年以内に贈与者に万一のことがあった場合でも、相続時の贈与加算にも該当しないという点です。

　50代の親が20代の子供に利用するだけでなく、90歳の親が60代の子どもに利用することも可能なことを考えると、上手な利用が検討できそうです。

11 贈与に関する手法〈贈与税の配偶者控除〉

Q11 結婚30年を迎える夫婦です。相続対策として、私（夫）名義の自宅を一部妻の名義にするようにとの提案を受けましたが、これは有効でしょうか？

A11 贈与とは、個人間において双方の合意がある場合に成立する「契約」です。夫婦間であっても、また明確な契約書を交わしていなくても、実質的に「もらう」「あげる」という双方の合意があれば、基本的には贈与となり、もらったほう（受贈者）には贈与税がかかります。

贈与税は、受贈者ごとに1月1日から12月31日までの1年間に、個人から贈与により取得した財産をすべて合計し、基礎控除である１１０万円を控除した後、その超えた部分について超過累進課税を適用して計算します。

ただし、贈与税の従来からの特例として「贈与税の配偶者控除」があります。この制度は20年以上婚姻関係にある夫婦が、自宅もしくは自宅の取得資金として、配偶者に贈与を行う場合、２０００万円までが非課税になるというものです〔図表35参照〕。

12 相続・贈与に関する手法＜遺言の種類＞

Q12 遺言の作成を検討しています。遺言にはいくつかの種類があると聞きましたが、どのような違いあるのでしょうか？

A12 被相続人の財産をめぐって相続が争族にならないように、被相続人の想いを明確に相続人に示す方法が遺言です。最近は、元気なうちから前向きに取り組む人が多くなってきたようです。

遺言は、15歳以上で意思能力のある人なら誰でも作成できます。法律上の遺言には数種類ありますが、主に①自筆証書遺言、②公正証書遺言、③秘密証書遺言の３つです。

遺言というと自筆証書遺言を思い浮かべる人も多いかと思います。「自筆証書遺言」とは、遺言する人自身が遺言の内容全文と日付、氏名を自筆で書き、押印（認印、拇印も可）をした遺言書をいいます。費用も発生せず、ひとりで手軽に作成しやすいのですが、一方で、少しでも不備が生じた場合には、遺言そのものが無効になる危険性があるので要注意です。自筆証書遺言はパソコンによる作成は認められていません。また、夫婦連名など複

〔図表36〕

主な遺言の種類

	自筆証書遺言	公正証書遺言	秘密証書遺言
記入者	本人（ワープロ不可）	公証人（口述筆記）	誰でも可（ワープロ・代筆も可）
証人または立会人	不　要	証人２人以上	証人２人以上と公証人
秘密保持	本人しか知り得ない	公証人と証人に遺言書の内容を知られる	公証人と証人に遺言書の存在を知られる
検　認	必　要	不　要	必　要
保　管	遺言執行者、友人など	原本は公証役場 写しは本人または遺言執行者	遺言執行者、友人など
メリット	費用がかからない	遺言書の存在と内容が確実	遺言書の存在が明確
費　用	ほとんど不要	公証役場 17,000 円 *～＋ 11,000 円（遺言加算・1億円まで）＋証人依頼費用	公証役場 11,000 円＋証人依頼費用
デメリット	法的有効性が問題	手間と費用がかかる	手続きが煩雑

*1 人あたりに相続させる財産が 1,000 万円の場合

数者による共同遺言も無効となりますので、注意しましょう。なお、作成した遺言の撤回や変更は自由で、日付が新しいものが有効となります。開封時には家庭裁判所の検認が必要です。

「公正証書遺言」とは、公証役場において公証人立ち会いのもとで遺言者が遺言の内容を口述し、公証人がそれを書面にする形式です。手間と費用はかかりますが、作成した遺言は公証役場で保管されるため、紛失・偽造などの心配がなく、法的な効力を考えると望ましい方法といえます。

「秘密証書遺言」は、遺言者本人が作成したものに署名・押印をして公証人に提出する方法です。こちらは自筆証書遺言と異なりパソコンでの作成でもかまいません。実際に作成を検討する際には、専門家に留意点を確認されることをおすすめします。

13 公的介護保険に関する手法〈制度の概要〉

Q13 公的介護保険制度では、いざという時にはどのような介護サービスを受けることができるのでしょうか？　教えてください。

A13 2000年に公的介護保険制度が導入されて今年で10年を迎えました。

公的介護保険とは、40代以上の人が保険料を納めることによって、介護が必要になったときに、1割の自己負担で所定の介護サービスを受けることができる制度。65歳以上の人を第1号被保険者、40歳から64歳の人を第2号被保険者と呼び、第2号の期間は、定められた16特定疾病から介護が必要になった場合にのみサービスを受けられます。

公的介護保険を利用したい場合には、市区町村の窓口に申込みを行い、所定の調査を受けます。その上で要支援1・2、要介護1・2・3・4・5のいずれかに認定された場合には、既定の範囲内でサービスを受けることができます。ここでの留意点としては「現金給付」ではなく「現物給付」である点です。利用したサービスに対しての対価が給付される仕組みですので、いずれかの認定を受けたとしても、家族のみで介護を行うなどサービス利用を

〔図表37〕　公的介護保険の認定と利用限度の目安

要介護度	身体の状態	在宅サービス 利用限度額の目安
要支援1	**社会的支援を必要とする状態** 食事や排泄はほとんど一人でできるが、日常生活の一部に見守りや手助けが必要	49,700円
要支援2		104,000円
要介護1	**生活の一部について部分的な介護が必要な状態** 食事や排泄などに、一部介助が必要。立ち上がりや歩行などが不安定なことが多い	165,800円
要介護2	**軽度の介護を必要とする状態** 食事や排泄に何らかの介助が必要。立ち上がりや片足での立位保持、歩行などに何らかの支えが必要	194,800円
要介護3	**中程度の介護を必要とする状態** 食事や排泄に一部介助が、入浴などに全面的な介助が必要。立ち上がりや片足での立位保持ができない	267,500円
要介護4	**重度の介護を必要とする状態** 食事に一部介助が、排泄や入浴などに全面的な介助が必要。立ち上がりや両足での立位保持がほとんどできない	306,000円
要介護5	**最重度の介護を必要とする状態** 食事や排泄が一人でできないなど、日常生活全般に全面的な介護が必要。意思の伝達がほとんどできない場合が多い	358,300円

行わない場合には支給されません。

サービス内容には施設介護、訪問介護など、人によるサービスメニューの他に福祉用具のレンタルや住宅の改修費支給も設けられています。住宅の改修費の支給を受ける際には、市区町村の窓口に事前に申請する必要がありますが、要介護度にかかわらず、一律20万円（1割自己負担）を限度に原則1回の利用ができます。公的介護保険は上限を超えると全額自己負担になってしまいますので、支給の限度額でいかに有効にサービスを活用できるかがポイントです。市区町村独自の高齢者サービスなどとも組み合わせ、有効に活用しましょう。

14 シニア向けサービスの活用手法〈地域サービス〉

Q14 承継を視野に医院と併設している住まいを分離しようと思っています。住居については、最寄りの市区町村での購入を検討していますが、地域によって高齢者サービスが異なるというのは本当ですか？

A14 このご質問のように、お仕事と住まいの空間を分離される他にも、完全リタイア後は田舎でゆっくり過ごしたい、駅前のタワーマンションで暮らしたいなど、シニア世代の住み替えが話題のようです。

居住空間を検討するとき、とくにシニア世代は、自治体によって高齢者サービスの内容に乖離があります。地域の高齢者サービスには健常者向けのものもありますが、おむつサービスや家族の介護慰労金など、公的介護保険の補完的役割を持つものも多いだけに、現在居住中の地域はもちろん、シニアライフに向けての住み替え予定がある場合、市区町村のＨＰや窓口を通じて確認しましょう。自治体のサービスには、高齢者サービス以外に耐震助成なども準備されていますので、該当する場合は有効に活用しましょう。

〔図表38〕　　高齢者福祉サービスの一例

種　類	概　要	
高齢者ごみ出し援助サービス	港区、世田谷区、川崎市、大阪市、長崎市など（多数の自治体で実施）	・高齢者だけの世帯で、ごみの持ち出しが困難な場合、環境局の職員が自宅までごみの収集に伺う ・利用料は無料 ・世田谷区はごみ収集時に安否確認を行う「安否確認つき高齢者等訪問収集」を実施
火災安全システム	都市部を中心に多くの自治体で実施	・家庭内での火災などによる緊急事態に備えて住宅用防災機器等の給付・貸与および設置を行う ・対象は、65歳以上の寝たきり、ひとり暮らしまたは高齢者世帯の方（所得に応じて費用負担あり） ・給付される機器は、火災自動通報機器（緊急通報システム設置者のみ）、警報ベル、自動消火器、ガス安全システム、電磁調理器など
家具類転倒防止器具の取付	都市部を中心に多くの自治体で実施	・都市型地震等の緊急時の対応が困難な高齢者を対象として、家具類の転倒を防止するため、家具類転倒防止器具の取り付けを行う ・65歳以上で寝たきりの状態またはひとり暮らしの方、65歳以上の者を含む60歳以上の者で構成されている世帯の方 ・所得に応じて一部自己負担あり

〔図表39〕

高齢者耐震改修助成の一例

制　度	助成制度の概要	
木造住宅 耐震改修 工事費用助成	墨田区	昭和 56 年 5 月 31 日以前に墨田区内で着工された木造住宅を診断、改修する場合、以下のいずれかの要件に該当すれば、簡易改修工事費および耐震改修工事費用の一部の助成を受けられる ・65 歳以上の高齢者のみの世帯 ・身体障害者手帳 1 級、2 級、もしくは愛の手帳 1 度から 3 度の人 ＜助成内容＞ ・簡易改修：工事に要した費用の 2/3 の助成（限度額 45 万円） ・耐震改修：工事に要した費用の 2/3 の助成（限度額 100 万円）
高齢者等の 木造住宅 簡易耐震改修等 助成事業	京都市	昭和 56 年 5 月 31 日以前に着工された、耐震評点が 1.0 未満の木造住宅の簡易耐震改修を行う場合、以下①②ともに要件を満たせば改修工事費用の一部の助成を受けられる ①市民税所得割の合計額が 235,000 円未満の世帯 ②以下のいずれかに該当する世帯 ・65 歳以上の高齢者がいる世帯 ・要介護、要支援の認定を受けている人がいる世帯 ・障害者手帳、療育手帳、精神障害者保健福祉手帳の交付を受けている人がいる世帯 ＜助成内容＞ 耐震改修設計および耐震改修工事に要する費用の 1/2（助成限度額 30 万円）

15 シニアの運用手法〈目的別運用〉

Q15 リーマンショック直前に医院を売却した知人が、売却で得た一時金を投資商品に投入し、老後資金がかなり目減りしていると聞きました。シニアライフの運用を考える際の留意点を教えてください。

A15 リタイア後に直面する課題のひとつとして、金融資産の運用があげられます。現役時代の運用と大きく異なるところは、将来へ向けた積立型の運用から、取り崩しを視野に入れたストック型の運用へと移行する点でしょう。単純にひとつの商品にまとめるのではなく、目的に応じて資産をいくつかのアカウント（勘定・口座）に分け、対象ごとに運用計画を立てる、すなわち「目的別資産運用」を検討することが重要です。まずはセカンドライフの収支予測を行うことからはじめましょう。

退職後の収入の中心は老齢年金ですが、他にも不動産所得や自助年金がある場合などはすべて「収入」に反映させます。次に「支出」についても見当をつけてみます。

ご夫婦2人で、豊かなリタイア後の生活を営むためには月額約38万円、平均でも月額約

〔図表40〕　リタイア後のイベントにかかる費用例

イベント	50代	60代	70代	80代〜	費　用
①老後の生活費					最低必要額／月23.3万円、ゆとりある生活／月38.3万円
②子どもの結婚資金援助					全国平均198万円
③教養娯楽					社交ダンス月謝1万6000円、英会話教室月謝8000円、訪問介護員2級取得費9万4248円
④旅　行					60歳以降の1人あたりの海外旅行の平均30.7万円
⑤リフォーム					過去5年間に、リフォームした世帯の平均費用237万円
⑥介護費用					在宅介護にかかる自己負担の平均月4.4万円
⑦有料老人ホーム					入居一時金平均673万円、管理費・家賃相当額平均月13.4万円
⑧葬式墓地購入					葬儀費用合計199.8万円、戒名50万円程度、墓地305.8万円

①生命保険文化センター「生活保障に関する調査（平成19年度）」、②ゼクシィ「結婚トレンド調査2009」（リクルート）③ノースアイランド調べ、④「60歳以降の旅行に関する調査」（JTB）、⑤国土交通省「住宅市場動向調査（平成21年度）」⑥生命保険文化センター「生命保険に関する全国実態調査（平成21年度）」、⑦全国有料老人ホーム協会「事業実態調査（平成19年度）」、⑧（財）日本消費者協会「第9回葬儀についてのアンケート」（葬儀費用）、ノースアイランド調べ（戒名、墓地）

〔図表41〕　**収支の推移予測**

経過年数		現在	1年	5年	10年	15年	20年	30年
夫年齢		65	66	70	75	80	85	95
妻年齢		58	59	63	68	73	78	88
イベント		夫：退職	夫：公的年金受給	1子の住宅資金贈与	2子の住宅資金贈与		夫：死亡 保険金	
		死亡保険加入	記念旅行	生活費減			（妻：81歳時老人ホーム入居）	
収入	夫給与	2000	0	0	0	0	0	
	夫退職金 死亡保険金	5000	0	0	0	0	2500	
	夫公的年金	0	79	79	79	79	0	
	妻公的年金	0	0	0	79	79	79	79
	収入合計	7000	79	79	158	158	2579	79
支出	生活費（物価上昇0.3%）	600	602	500	510	520	400	410
	その他	2000	300	1100	1000	0	0	0
	支出合計	2600	902	1600	1510	520	400	410
年間収支		4400	-823	-1521	-1352	-362	2179	-331

		現在	1年	5年	10年	15年	20年	30年
金融資産ポートフォリオ①	1%運用	4000	4040	**3428**	**3089**	**2362**	598	857
			2000万円を①へ振り替え					
	貯蓄可能額	4000	3217	1907	1737	2000	2777	526
金融資産ポートフォリオ②	3%運用	2000	2060	**320**	247	286	332	447
				3000万円を①へ振り替え				
	貯蓄可能額	2000	2060	213	247	286	332	447
金融資産ポートフォリオ②	5%運用	3000	4200	5106	**3516**	**2489**	3176	0
					2000万円を①へ振り替え			
	貯蓄可能額	4000	4200	5106	3516	2489	3176	0
金融資産残高合計 ①+②+③+400万円		10400	9877	7626	5900	5175	6685	1373

※現在の金融資産合計は、年間収支4400万円+夫65歳時点の手持ち資金6000万円＝1億400万円。それをポートフォリオ①4000万円、②2000万円、③3000万円と運用しない400万円に色分けする。

30万円が必要とされています。リタイア後の各種イベント費用や介護時の自己負担額などは直前にならないとなかなか見当をつけづらいものですが、目安がつかないと、必要以上に資金を普通預金などに眠らせてしまうことにもなりかねません。〔図表40〕のような各種イベントにかかる費用の目安を事前に確認しておくとよいでしょう。

〔図表41〕のようにある程度の収支推移が予測できれば、現在保有している資産を「５年以内に使う資金」「５年程度は据え置けるが、それ以降生活資金として取り崩しが始まる資金」「有料老人ホームの入所代など、10年以上先のイベント時に使う資金」などと、お金を色分けすることができ、目的を考慮した運用方針を立てやすくなります。

〔図表42〕の事例を見てみましょう。５年以内に必要な資金と５年以上据え置き可能な資金とに大別し、２つの運用方針を立てています。

５年以内に取り崩しが予定されている資金については、大きなリスクが生じては困るので、預貯金や国内短期債券などを利用した年１％程度のポートフォリオを組成することとします。

一方、５年以上据え置ける資金については、年３％程度の安定運用を目標としたポートフォリオを組成します。年３％のリターンを目指す場合、預貯金だけの運用では難しく、一部、国内外の株式や外国の債券などを含んだポートフォリオで分散投資を検討する必要が出てきます。

〔図表42〕　お金の色分けとポートフォリオ

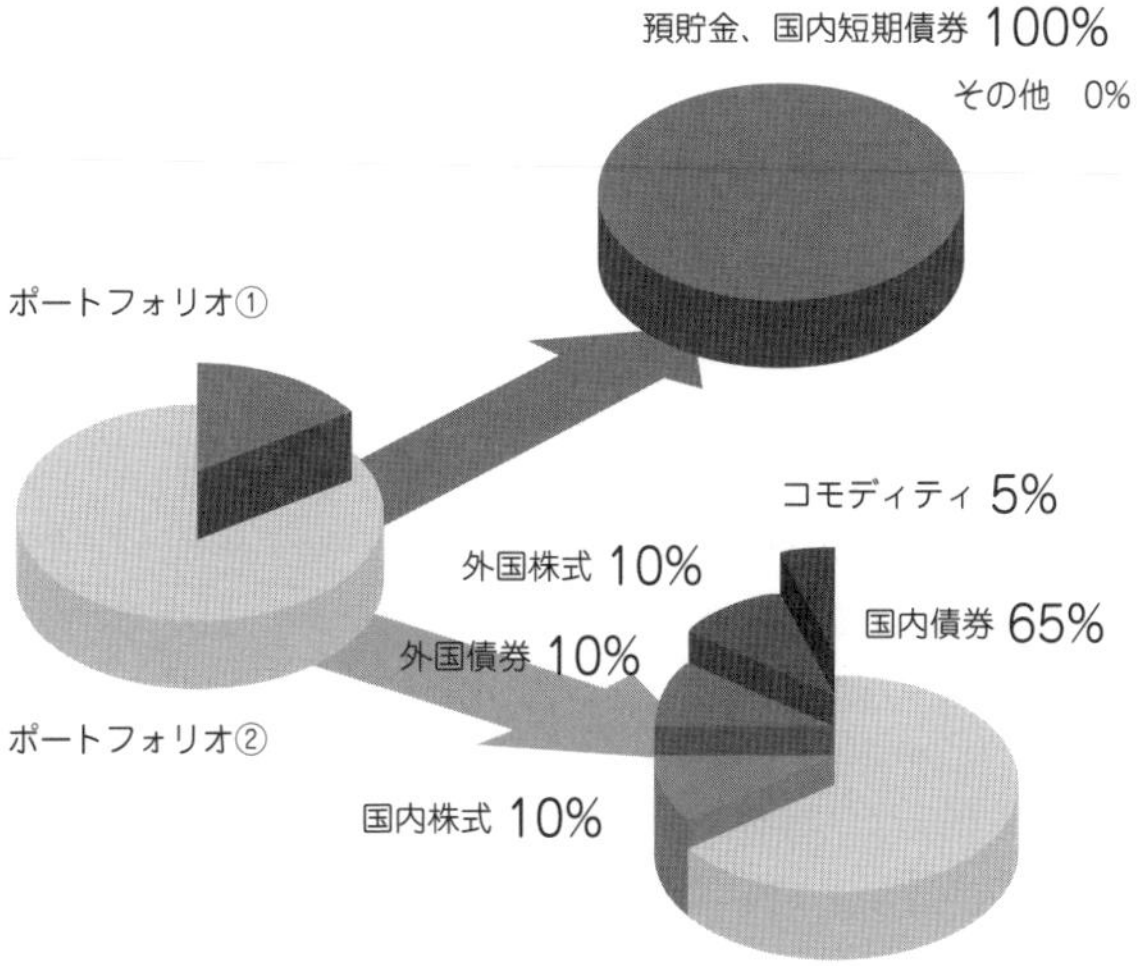

〔図表43〕　リスク・リターンの考え方

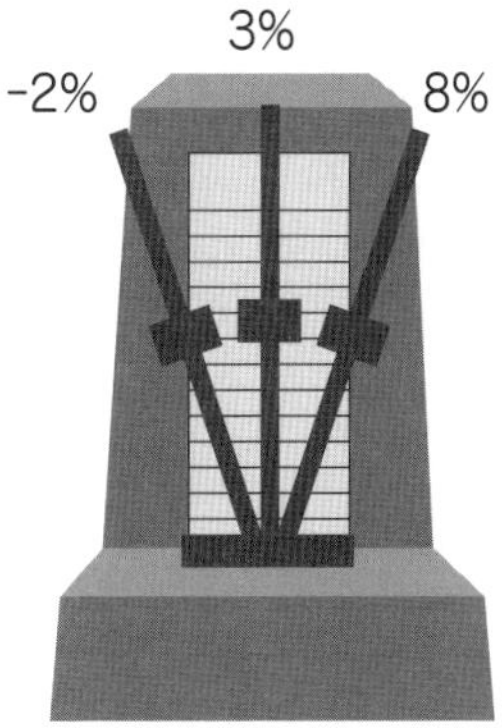

商品のリターンが３％、リスクが５％という意味は、期待リターンは３％だが、実際のリターン（結果）はプラス・マイナス５％の間でブレる可能性があるということ。

株式や為替など、不確実性の高い商品を投資対象に組み入れるということは、高い収益が期待できる反面、期待どおりにいかない場合のリスク〔図表43参照〕も高まるので、最悪の方向へ動いた場合の下落幅も考慮し、利殖性商品への投資割合を慎重に検討する必要があるでしょう。

昨今、ポートフォリオをより安定させる手法として、株式と逆の動きをとりやすい（株が下落時に上昇する）金地金などの商品価格に連動する投資信託をポートフォリオの一部に加えることを実践する割合も増加の傾向にあるようです。今後は同じ商品でも、新興国の発展などによる世界的食糧不足の流れを先読みした穀物などの価格に連動する投資信託も、分散の対象になり得ることでしょう。

今まで築きあげた大切な資金です。実際に運用方針を検討される場合には、金融機関の窓口に出向く前に、中立的なファイナンシャルプランナーにご相談されることをおすすめします。

●おわりに

今まで、数多くの歯科医師の先生方のライフプランの作成に関与してきましたが、その多くが「何も今、そんな先のことを考えなくても……」といわれるところからのスタートでした。

本書をお読みいただいた先生方には、すでに明白なことなのですが、なかなか最初は理解されない先生方も多いのが現実でした。しかし、なぜ今、ライフプランを考えておかなければならないのか、考えておくことの重要性と必然性をご理解いただけると、さすがに行動に移す方の割合は、一般の方々よりはるかに多かったのです。

それだけに、もっと多くの歯科医師の先生方にライフプランの重要性を知っていただけるなら、先生やそのご家族は元より、周りの方々の将来、ひいては地域社会への貢献にもつながるのでは、との想いが脳裡を回り続け、行き先を捜し求めていました。

たまたま、角田先生とお話しする機会があり、先生も事業承継の視点から同様の想いを抱いておられることを知り、互いに我が意を得たりとばかりに話しが弾みました。とくに、ライフプランを作成する際のリタイアメントプランを考える上で、事業承継は欠くことのできない最大のイベントであり、事前に解決しておきたい事象が山積しています。

病気や事故等の不測の事態で、やむなく引退（廃業）することのリスク、後継者の育成やバトンタッチの時期や方法、あるいはM&Aなどによる譲渡等々、事前のプランニングの重要性と、医院の価値を高める必要性を知っていただけるのなら、「今後の歯科医院のマネジメントも変わってくるのではないか、いや、新たなマネジメント手法として一石を投じられるのではないか」「では、その周知方法は？」と話し合っているうちに、どちらともなく「本で読んでもらうのがもっとも効果的な方法だ」との結論に至ったのでした。

この本が計画的リタイアメントを実現するための礎となり、一人でも多くの歯科医師の先生方が、ハッピーリタイアメントを迎えられることを祈ってやみません。

最後に、出版に際し編集でご苦労をかけたクインテッセンス出版の「歯科医院経営」編集長村岡廣介さん、江森かおりさん、資料の編纂やまとめで多大な尽力をしてくれた株式会社ノースアイランド常務取締役の岩永慶子さんに感謝の意を表します。

平成22年11月1日

株式会社ノースアイランド代表取締役
嶋　敬介

●著者のプロフィール

角田　祥子（すみた　よしこ）
税理士・医業経営コンサルタント。大阪府立大学経済学部卒業後、亀岡公認会計士事務所にて医科歯科部門・事業承継部門を創設、㈱亀岡合同総研代表取締役を経て、平成20年５月税理士法人ネクサスを設立。一貫して医院、歯科医院の税務会計、経営コンサルティングを手がける一方、事業承継・相続対策については歯科医院から企業まで多くの実績がある。

〔連絡先〕 税理士法人ネクサス
〒530-0001　大阪府大阪市北区梅田1丁目3-1-1100　大阪駅前第１ビル11F
TEL：06-6345-2935　FAX：06-6345-2936
URL：http://next-success.jp　E-mail：sumita@next-success.jp

嶋　敬介（しま　けいすけ）
ＣＦＰ®、税理士、ＭＢＡ。関西学院大学大学院修了。早くから企業経営と個人のライフプランニングの双方に着目し、20代で独立系ＦＰ会社を設立。「経営者も一個人」との視点から、経営コンサルティングとライフプランを融和させ、東京・大阪・米国を中心にＦＰ相談スペース「マネーカフェ」を展開中。近年の大手企業の従業員支援、医師の事業承継・相続対策には定評がある。

〔連絡先〕 株式会社ノースアイランド
東京本社　〒100-0005　東京都千代田区丸の内3-2-3　富士ビル5Ｆ
TEL：03-3216-2004　FAX：03-3216-0439
URL：http://www.knowsi-land.jp　E-mail：info@knowsi-land.jp

歯科医院経営研究会
〒160-0023　東京都新宿区西新宿1-13-8
TEL：03-3348-9687　FAX：03-3344-1202
URL：http://www.shika-keiei.ne.jp
＊歯科医院経営研究会では、本書の内容についてフォローアップしています。

〔歯科医院経営実践マニュアル〕
歯科医院を簡単にタタんではいけない

2010年12月10日　第1版第1刷発行

著　　者　角田《すみた》祥子《よしこ》
　　　　　嶋《しま》　敬介《けいすけ》

発 行 人　佐々木一高

発 行 所　クインテッセンス出版株式会社
東京都文京区本郷3丁目2番6号　〒113-0033
クイントハウスビル　電話(03)5842-2270(代　表)
(03)5842-2272(営業部)
(03)5842-2280(編集部)
web page address　http://www.quint-j.co.jp/

印刷・製本　サン美術印刷株式会社

ISBN978-4-7812-0175-7　C3047

定価はカバーに表示してあります

歯科医院経営実践マニュアル

金持ち歯科医になる一番の近道は「医院にお金の残るカラクリ」を知ること。

第5弾

金持ち歯科医になる!
利益を出す経営の極意

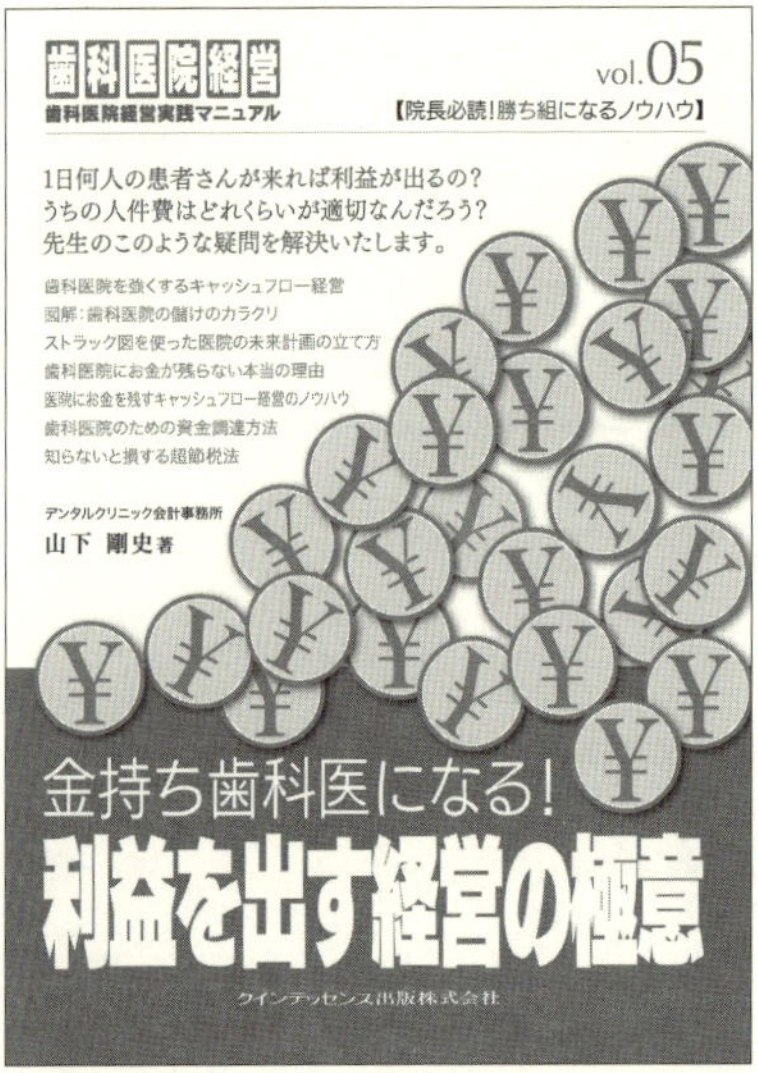

★ もくじ ★

山下剛史(デンタルクリニック会計事務所所長)

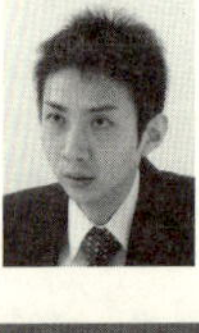

税理士、ファイナンシャルプランナー(CFP®)。大手税理士法人・医療系コンサルティング会社を経て、歯科に特化した会計事務所を設立。とくに節税・キャッシュフロー改善コンサルティング、院長個人の資産運用コンサルティングを得意とし、財務コンサルタントとして関西を中心に活躍中。現在90%以上のクライアントが毎年増収を達成している。

●サイズ:A5判　●184ページ　●定価:2,100円(本体2,000円・税5%)

クインテッセンス出版株式会社
〒113-0033　東京都文京区本郷3丁目2番6号　クイントハウスビル
TEL. 03-5842-2272(営業)　FAX. 03-5800-7592　http://www.quint-j.co.jp/　e-mail mb@quint-j.co.jp